Sayam Patil
Sanjeev Jakati

Suportes auto-ligáveis: Uma revisão

Sayam Patil
Sanjeev Jakati

Suportes auto-ligáveis: Uma revisão

ScienciaScripts

Imprint
Any brand names and product names mentioned in this book are subject to trademark, brand or patent protection and are trademarks or registered trademarks of their respective holders. The use of brand names, product names, common names, trade names, product descriptions etc. even without a particular marking in this work is in no way to be construed to mean that such names may be regarded as unrestricted in respect of trademark and brand protection legislation and could thus be used by anyone.

Cover image: www.ingimage.com

This book is a translation from the original published under ISBN 978-620-2-02297-2.

Publisher:
Sciencia Scripts
is a trademark of
Dodo Books Indian Ocean Ltd. and OmniScriptum S.R.L publishing group

120 High Road, East Finchley, London, N2 9ED, United Kingdom
Str. Armeneasca 28/1, office 1, Chisinau MD-2012, Republic of Moldova, Europe
Printed at: see last page
ISBN: 978-620-8-02085-9

ÍNDICE DE CONTEÚDOS

INTRODUÇÃO

Ao longo das últimas décadas, desenvolveram-se vários tipos de brackets com diferentes caraterísticas incorporadas prescritas por Andrews, Roth, Burstone, Ricketts, Alexander, Bennet e McLaughlin. Os brackets foram também introduzidos em diferentes materiais, como aço inoxidável, crómio-cobalto, titânio, cerâmica e cerâmica com ranhuras metálicas e policarbonato.

Estes diferentes brackets tinham as suas próprias limitações. Em geral, elas podem ser resumidas como aumento do tempo de tratamento devido ao aumento do atrito entre o braquete e o fio do arco, aumento do tempo de cadeira e aumento da demanda de ancoragem. Verificou-se que os braquetes convencionais causam lacerações nos tecidos moles devido às extremidades afiadas dos braquetes, bem como devido às extremidades dobradas das ligaduras. Existe a possibilidade de quebra dos módulos. O aumento da largura mesio-distal dos braquetes diminui a distância interbraquetes, o que cria dificuldades no controlo dos movimentos tridimensionais dos dentes.

Uma mudança revolucionária na história dos braquetes foi a introdução dos braquetes autoligáveis. O conceito de brackets autoligáveis não é novo, com os primeiros desenhos a remontarem à década de 1930, com a introdução do Attachment Russell, pelo Dr. Jacob Stolzenberg. Desde 1970, tem havido um esforço constante para aperfeiçoar os brackets autoligáveis e foram introduzidos vários brackets como o Edgelok (Jim Wildman- 1971)[1] , Mobil-Lock (Franz Sander- 1973)[2] , SPEED System (Herbert Hanson1976)[3] , Ativa (Erwin Pletcher-1986)[4] , Time (Wolfgang Heiser-1995)[5] ,Damon SL (Dwight Damon-1996)[6,7,8] , Twinlock (Jim Wildman-1998)[2] , Damon System II (Dwight Damon-l999)[9] e In-Ovation (Michael C.Alpem-2008)[10] .

Os braquetes autoligáveis são supostamente vantajosos por proporcionarem maior conforto ao paciente, menor atrito entre o braquete e o arco, menor tempo de tratamento e menor tempo de cadeira[11] . Oferecem um controlo mais preciso da translação do dente[12] , menores exigências de ancoragem global, alinhamento rápido e fecho mais seguro do espaço[13] . Há uma menor incidência de lacerações dos tecidos moles, uma melhor higiene oral[14] , menor probabilidade de risco de infeção cruzada e melhor estética[13] .

O bracket autoligado está atualmente em voga. Estes brackets podem ser classificados como autoligáveis activos e passivos. Os brackets activos têm clipes que assentam suavemente o fio na base da ranhura, exprimindo a programação do bracket, quando são utilizados fios de maiores dimensões, enquanto os brackets passivos têm lâminas que permitem uma folga mínima mesmo com fios de maiores dimensões. A quintessência da ortodontia moderna é introduzir braquetes que possam reduzir o atrito com o dente[15,16] . A maior virtude dos braquetes autoligáveis é a redução do atrito.

O atrito é definido como a força que retarda ou resiste ao movimento relativo de dois objectos em contacto, e a sua direção é tangencial ao limite comum das duas superfícies em contacto.

Na mecânica ortodôntica de deslizamento, o atrito é determinado pelo tipo de fio do arco, pelo tipo de braquete e pelo método de ligadura[16] . No sistema autoligado passivo, não há contacto real do grampo com o fio, enquanto que no sistema ativo, o atrito é produzido como resultado da pressão do grampo contra o fio[17] . Uma vez que conhecemos o impacto de diferentes combinações de braquetes e fios de arco na resistência ao deslizamento, é agora possível selecionar a melhor combinação, dependendo do caso.

DEFINIÇÃO E CLASSIFICAÇÃO DOS SUPORTES AUTO-LIGANTES

Definição

Um bracket autoligado é definido como "um bracket que utiliza um componente móvel permanentemente instalado para prender o fio da arcada". [19]

Classificação dos brackets autoligáveis

Os suportes auto-ligantes podem ser classificados em 2 categorias [2]

Passivos: Os brackets passivos utilizam um componente rígido e móvel para prender o fio da arcada. O controlo dentário com brackets passivos é determinado apenas pelo encaixe entre a ranhura do bracket e o fio do arco. Como resultado, o controlo dentário é frequentemente comprometido com fios subdimensionados alojados no que é essencialmente um tubo de fio de arco. O impacto desta redução no nível de controlo dentário no início do tratamento foi diminuído pelo advento dos fios de níquel-titânio, mas isto pode criar problemas mais tarde no tratamento quando os fios mais rígidos são difíceis de encaixar.

Ex: Damon, Mobil-Lock

Activos: Os brackets activos utilizam um componente flexível para prender o fio do arco. Este componente flexível restringe o fio na ranhura do arco e tem a capacidade de armazenar e subsequentemente libertar energia através de uma deflexão elástica. Esta ação suave transmite um nível de força ligeiro mas contínuo ao dente e às suas estruturas de suporte, resultando num movimento preciso e controlado. A ação de retorno do componente flexível pode ser descrita como a capacidade do bracket se reorientar a si próprio e ao dente que o acompanha em três dimensões até que o fio do arco esteja completamente assente na ranhura do fio do arco, a posição "home". Qualquer rotação, inclinação ou torção subsequente durante o movimento dentário de qualquer tipo resulta na deflexão labial do componente flexível e reactiva este comportamento de retorno.

Ex: Velocidade, In-Ovação

Clipe ativo ou slide passivo? [2,19]

O benefício pretendido de armazenar alguma da força no grampo, bem como no fio, é que, em termos gerais, um determinado fio terá o seu alcance de ação labio-lingual aumentado e, portanto, produzirá mais alinhamento do que uma lâmina passiva com o mesmo fio. Isto necessita de uma análise mais detalhada. Talvez seja útil pensar na situação com três tamanhos de fio diferentes.

Com fios de alinhamento finos com um diâmetro inferior a 0,018 polegadas:

O grampo potencialmente ativo será passivo e irrelevante, a não ser que o dente (ou parte do dente, se estiver rodado) esteja suficientemente posicionado lingualmente em relação a um dente vizinho para que o fio toque no grampo de mola ativo. Nessa situação, uma força total maior será normalmente aplicada ao dente em comparação com um grampo passivo. Mesmo que não haja uma deflexão significativa do grampo, ainda existe uma força sobre o fio que não existiria com um grampo passivo, porque o grampo ativo reduz efetivamente a profundidade da ranhura de 0,027 polegadas (a profundidade de uma ranhura Damon 2) para aproximadamente 0,018 polegadas, quer imediatamente - se o grampo não for deflectido - quer à medida que o fio se torna passivo se for inicialmente deflectido. É improvável que essa força adicional seja prejudicial com fios modem de baixo módulo, mas deve ser levada em consideração, uma vez que vários estudos[22,23] ,mostraram que apenas grandes deflexões são susceptíveis de permitir que um fio super-elástico mostre um platô de força para uma faixa de deflexão. Para dentes que estão inicialmente posicionados lingualmente em relação aos seus vizinhos, o grampo ativo pode trazer esse dente mais para vestibular (até um máximo de 0,027 - 0,018 = 0,009 polegada) com um determinado fio. Estes números são ligeiramente complicados pelo facto de que o grampo ativo não reduz a profundidade da ranhura na mesma extensão ao longo de toda a altura da ranhura - os grampos nos braquetes Speed, Time, e In-Ovation entram na ranhura mais na extremidade gengival do que na oclusal.

Além disso, a inclinação dos clipes varia com braquetes de diferentes fabricantes. Essa assimetria pode fazer diferença com fios de pequeno diâmetro, dependendo das posições verticais relativas dos dentes vizinhos. O efeito de ter um clipe ativo nesta fase inicial do tratamento pode ser pensado como tendo um slot de braquete potencialmente mais raso. Isso frequentemente produzirá forças maiores com um determinado fio, mas um potencial máximo extra de 0,009 polegada de movimento vestibular de alguns dentes para um determinado fio de pequeno diâmetro. Este valor é aproximado pelas razões apresentadas acima.

Para fios com um diâmetro superior a 0,018 polegadas:

Um grampo ativo coloca uma força lingual contínua sobre o fio, mesmo quando o fio se tornou passivo. Em dentes que são total ou parcialmente linguais em relação a um dente vizinho, o grampo ativo trará novamente o dente (ou parte do dente, se rodado) ligeiramente mais para labial do que teria sido o caso com um grampo passivo a 0,027 polegadas de profundidade do slot. A diferença máxima será a diferença entre a dimensão lábio-lingual do fio e 0,027 polegadas. Para um fio intermédio típico de 0,016 x 0,022 polegadas, isto daria uma diferença máxima de 0,005 polegadas. Os fios de níquel titânio de 0,016 x 0,025 polegadas são recomendados como fio de alinhamento intermédio para Damon 2 e este fio reduz esta diferença potencial para 0,002 polegadas. Dentes posicionados lingualmente teriam uma força inicial ligeiramente maior com um grampo ativo e fios deste tamanho intermédio. Com um grampo ativo, uma força ativa permanecerá no fio[2] , mesmo quando este estiver passivo.

Com fios rectangulares grossos:

Um grampo ativo provavelmente fará uma diferença lábio-lingual na posição do dente de 0,002 polegada ou menos, o que é muito pequeno e improvável de ter significado clínico. A sugestão de que a força contínua dirigida lingualmente sobre o fio, a partir de um grampo ativo (ou de uma ligadura convencional), causará torque adicional a partir de um fio subdimensionado é interessante e, provavelmente, reflete um grau de incompreensão sobre a geração de torque em um slot de borda. A figura mostra que qualquer que seja a orientação ou forma do fio retangular, o grampo coloca uma força lingual diagonalmente dirigida no fio, que não contribui para qualquer interação de terceira ordem entre os cantos do fio e as paredes da ranhura do suporte, que é a origem da força de torque. De facto, a necessidade de um clip ativo para invadir a ranhura reduz a profundidade disponível de um dos lados da ranhura, o que significa que o fio retangular não está totalmente encaixado. Isto aumenta a folga' entre o fio retangular e a ranhura, e também reduz o braço de momento do mecanismo de torção.[24] . Estes factores provavelmente explicam a dificuldade adicional relatada no acabamento de casos com alguns exemplos deste tipo de suporte. Os erros de torque podem aparecer como erros de altura ou como erros de ponto de contacto labio-lingual. Recentemente, os braquetes Speed resolveram este problema nos incisivos superiores, estendendo as paredes gengivais da ranhura de cada lado do clip como "calhas de torção". Isto deve, de facto, restaurar a eficácia do torque, mas à custa de uma redução da largura mesio-distal do clip e, portanto, de um controlo rotacional reduzido num bracket que já é estreito. Outra resposta possível e sensata para este problema é colocar valores de torque mais elevados na direção da ineficiência do torque - o problema só existe numa direção para um determinado suporte. Isto teria de ser aplicado de forma selectiva para evitar que certos dentes fossem sujeitos a um binário excessivo na direção oposta.

Vantagens ou desvantagens globais de um clip ativo:

As consequências clínicas reais de ter um grampo potencialmente ativo a colidir com a ranhura são talvez mais difíceis de avaliar do que o primeiro pensamento sugere. É provável que com um clip ativo, o alinhamento inicial seja mais completo para um fio de determinado tamanho, até um ponto clinicamente útil. Entretanto, com os fios modernos de baixo módulo, deve ser possível inserir fios mais grossos em um braquete com um grampo passivo e chegar ao tamanho do fio de trabalho após o mesmo número de visitas[25,12] , ou seja, armazenar toda a força no fio, ao invés de dividi-la entre o fio e o grampo. Uma vez no fio de trabalho grosso, as desvantagens potenciais de um clip ativo são o aumento da fricção e a redução da capacidade de torque numa direção. Para colocar os níveis de fricção em contexto, estas forças de fricção mais elevadas são ainda muito mais baixas do que as encontradas com ligaduras elastoméricas num braquete convencional[17] . Se todos os outros factores forem iguais, o maior atrito é uma desvantagem, mas é difícil avaliar a perda de desempenho clínico que resulta deste nível de atrito acrescido. Por fim, há as questões de robustez, segurança da ligadura e facilidade de utilização.

Será que o clipe foi concebido para flexionar mais e é propenso a quebrar ou a sofrer deformações permanentes ou a abrir ou fechar inadvertidamente? Esta questão ainda não foi formalmente investigada!!!

PROPRIEDADES DOS SUPORTES AUTO-LIGANTES

O conceito de que os braquetes são ligados através de anéis de ligação é tão prevalecente que vale a pena considerar uma lista de propriedades ideais de qualquer sistema de ligação. Este exercício coloca em perspetiva qualquer avaliação dos benefícios e dificuldades dos actuais sistemas de auto-ligação. A ligadura deve[13] .

- Ser seguro e robusto;
- Assegurar o encaixe total do fio do braquete;
- Apresentam baixa fricção entre o bracket e o fio;
- Ser rápido e fácil de utilizar;
- Permitir uma fricção elevada quando desejado;
- Permitem a fixação fácil da corrente elástica;
- Contribuir para uma boa higiene oral;
- Ser confortável para o doente.

É instrutivo considerar o desempenho do fio convencional e das ligaduras elastoméricas em relação a estes requisitos.

Ligadura segura e robusta:

É altamente desejável que, uma vez ligado, o sistema seja muito resistente à perda inadvertida da ligação. As ligaduras de fio são boas neste aspeto, enquanto que as ligaduras elastoméricas são inferiores, especialmente se forem deixadas durante muito tempo sem serem renovadas. A deterioração da força dos elastómeros foi bem documentada num estudo realizado por Taloumis &

Smith em 1997[25] .

Engate total do suporte:

É uma grande vantagem se o fio puder ser totalmente encaixado no slot do braquete e mantido lá com certeza. As ligaduras de fio não se esticam a ponto de o encaixe, uma vez alcançado na ligadura, ser subsequentemente perdido, pelo que podem satisfazer este requisito. Os elastómeros são piores, uma vez que podem frequentemente exercer força insuficiente para encaixar completamente até mesmo um fio flexível e a degradação subsequente do seu desempenho elástico pode causar uma perda significativa do encaixe total à medida que o elastómero se estica[17,25] . As braçadeiras duplas com a capacidade de "figura de 8" dos elastómeros são uma ajuda significativa a este respeito, mas não são certamente uma resposta completa.

Rápido e fácil de utilizar

Este é o principal ponto fraco das ligaduras de arame e a principal razão para o enorme declínio da sua utilização. Maijer e Smith[12,26] , mostraram que a ligadura com fio é muito lenta em comparação com os elastómeros. Neste último estudo, o uso de ligaduras de fio acrescentou quase 12 minutos ao tempo necessário para remover e substituir dois fios. Essa é a maior e mais compreensível razão pela qual tão poucas ligaduras de fio são usadas atualmente.

Baixa fricção

As ligaduras de fio são melhores do que as elastoméricas; produzindo 30-50% das forças de fricção elastoméricas num estudo representativo[27] , mas as forças ainda atingem níveis indesejáveis em relação àqueles que são ideais para o movimento dentário[17] . Além disso, a força normal ao arco produzida por uma ligadura de fio é provavelmente muito variável. Esta força também se mostrou mais variável para ligaduras elastoméricas do que para a auto-ligadura passiva.[28,29]

Talvez seja útil, neste momento, resumir o porquê de se considerar que baixos níveis de atrito melhoram a movimentação dentária ortodôntica. A maioria dos movimentos dentários, com a maioria dos procedimentos mecânicos, envolve movimento relativo entre o fio e o braquete. Esses movimentos incluem nivelamento, alinhamento buco-lingual, rotação, correção de angulações, abertura de espaço e qualquer fechamento de espaço com mecânica de deslizamento. O atrito entre o braquete e o arco é uma força que deve ser superada antes que as forças de movimentação dentária pretendidas possam ter seu efeito e este movimento relativo entre o braquete e o arco possa ocorrer.[16] As forças de atrito decorrentes do método de ligadura são uma resistência adicional a esse movimento relativo.

Portanto, forças correspondentemente maiores devem ser aplicadas e isso tem dois efeitos potenciais relacionados que inibem a movimentação dentária. Primeiro, a força líquida efetiva é muito mais difícil de avaliar e é mais provável que seja indesejavelmente maior do que os níveis de força mais adequados para criar a resposta biológica ideal. Em segundo lugar, as forças de ligação são maiores tanto entre o braquete e o fio como também nos contactos entre dentes adjacentes irregulares. Essas forças de ligação também inibem o movimento relativo necessário.[12] Certos movimentos dentários, como o fechamento de espaço com alças de fechamento colocadas no espaço, expansão de um arco bem alinhado e mudanças de torque (inclinação) não são facilitados por um método de baixo atrito de ligadura de arco.

Fricção elevada

Nalgumas circunstâncias, também é útil que o sistema de ligadura possa "prender" um dente ao fio para evitar movimentos indesejados desse dente ao longo do fio. Quando inicialmente colocado, um elastómero numa configuração em forma de "8" aumenta a fricção num fator de 70-220 por cento em comparação com a configuração em "O", o que satisfaz parcialmente este requisito.[30,31]

Fixação fácil da corrente elástica

Os braquetes convencionais possuem asas de amarração, o que é muito conveniente para facilitar a fixação da corrente elástica. Alguns braquetes autoligáveis dispensaram as asas de amarração. Isto torna a fixação da corrente elástica e, se desejado, das ligaduras elastoméricas, inconveniente ou impossível. Os braquetes autoligáveis recentemente desenvolvidos têm todos asas de amarração.

Assistência a uma boa higiene oral

Os elastómeros acumulam mais placa bacteriana do que os fios e os elastómeros libertadores de flúor ainda não atingiram níveis de desempenho robustos e fiáveis como forma de compensação. As extremidades das ligaduras de fio são, no entanto, um obstáculo adicional à higiene oral. Existem algumas provas de que a utilização de ligaduras de fio reduz a hemorragia na sondagem do sulco gengival, quando comparada com ligaduras elastoméricas. No entanto, um estudo de microscopia eletrónica de varrimento[32] não encontrou diferenças nos morfotipos bacterianos quando se utilizaram ligaduras elastoméricas ou de aço. Esta última área requer mais investigação; no entanto, a evidência atual sugere que uma redução no desafio bacteriano através da ausência de ligaduras elastoméricas é uma hipótese razoável.

Confortável para o paciente

Os elastómeros são bons neste aspeto, mas as ligaduras de fio requerem uma colocação cuidadosa das extremidades para evitar traumas nos tecidos moles e podem ocasionalmente deslocar-se entre consultas e causar desconforto.[2]

VANTAGENS DOS BRACKETS AUTOLIGÁVEIS

Estas vantagens aplicam-se, em princípio, a todos os brackets autoligáveis, embora as diferentes marcas variem na sua capacidade de proporcionar estas vantagens de forma consistente na prática:

1. Envolvimento mais seguro do arco completo
2. Baixa fricção entre o bracket e o fio;
3. Menos assistência na cadeira;
4. Remoção e ligadura mais rápidas do fio.

Fixação total do arco:

O fecho total é uma caraterística da autoligação, porque um clip/deslizador ou está completamente fechado ou não está. Não é possível um fecho parcial não intencional. Não existe o problema de deterioração da ligadura como acontece com as ligaduras elásticas. No entanto, a segurança da ligadura dependerá do facto de o clip/corrediça ser robusto e não se abrir inadvertidamente.

Baixo atrito:

Outros tipos de braquetes - mais notavelmente os braquetes Begg - alcançaram baixo atrito em virtude de um ajuste extremamente frouxo entre um fio redondo e um braquete muito estreito, mas isso é feito ao custo de tornar o controle total da posição do dente correspondentemente mais difícil. Alguns braquetes com um slot edgewise incorporaram ombros para distanciar o elastómero do fio e assim reduzir o atrito, mas este tipo de desenho também produz atrito reduzido à custa de um controlo reduzido.

O atrito muito baixo com os braquetes autoligáveis foi claramente demonstrado e quantificado em trabalhos de vários autores,[26,31,33, 34] para os braquetes Ativa e Speed, e Edgelok.[20] relatou um atrito muito reduzido com os protótipos Sigma e Interact win e com os braquetes Damon. O atrito é dramaticamente inferior ao dos anéis elastoméricos com brackets convencionais e parece ser uma caraterística inerente aos brackets autoligáveis. Thomas et al[31] confirmaram um atrito extremamente baixo com os braquetes Damon em comparação com os braquetes convencionais pré-ajustados e também com os braquetes Tip-Edge. Kapur encontrou um atrito dramaticamente mais baixo com fios de aço inoxidável e níquel-titânio para os braquetes Damon em comparação com os braquetes convencionais. Com fios de NiTi, a fricção por bracket foi de 41 g com Minitwin e ligadura convencional e 15 g com brackets Damon; enquanto que com fios de aço inoxidável, estes valores foram de 6! e apenas 3,6g, respetivamente. Pizzoni et al.[30] referiram que os braquetes Damon apresentavam um atrito inferior ao Speed que, por sua vez, apresentava um atrito inferior ao dos braquetes convencionais, afirmando que: no caso dos fios rectangulares, o braquete Damon era significativamente melhor do que qualquer um dos outros braquetes e deve ser preferido se a mecânica de deslizamento for a técnica de eleição.

A combinação de um atrito muito baixo e um encaixe muito seguro do fio completo num slot do tipo edgewise só é atualmente possível com braquetes autoligáveis (ou com tubos molares) e é provavelmente a caraterística mais vantajosa de tais braquetes. Por conseguinte, foi proposto[2] que esta combinação permite que um dente deslize facilmente ao longo de um fio com forças líquidas mais baixas e mais previsíveis e, no entanto, sob controlo total, com quase nenhuma rotação indesejável do dente resultante de um modo de ligadura deformável, como um elastómero.

Atrito in vivo e com fios activos:

É, no entanto, difícil ter a certeza da exatidão com que qualquer simulação laboratorial de fricção reproduz as verdadeiras situações in vivo. Um estudo de Loftus Ct al.[35] descobriu que, numa experiência com um ligamento periodontal simulado, e com uma ligeira inclinação e rotação dos brackets, o atrito com Damon SL não era significativamente menor do que com brackets ligados convencionalmente. Read-Ward et al[32] relataram que a redução do atrito com a autoligadura é muito menor quando o fio está ativo, mas este estudo também mostrou os problemas metodológicos consideráveis na medição do atrito com fios activos, sendo o desvio padrão das medições repetidas muito elevado. Outros autores verificaram que o atrito com braquetes autoligáveis continua a ser substancialmente menor, mesmo com valores elevados de torque ativo. Um artigo recente sobre este tópico, de Thorstenson e Kusy,[29] examinou os efeitos da variação da ponta ativa (angulações) na resistência ao deslizamento. Eles descobriram que angulações além do ângulo no qual o fio entra em contacto com os cantos diagonalmente opostos do slot do braquete causam um aumento similar na resistência ao deslizamento de braquetes autoligados (Damon SL) e convencionais.

Atrito in vivo: forças oclusais e mastigatórias:

O balanço das evidências atuais de estudos e da experiência clínica é que a autoligadura proporciona uma redução muito significativa no atrito em todas as dimensões do movimento dentário. A significância clínica deste fator isolado é difícil de estimar e é mais apropriado considerar as caraterísticas combinadas de baixo atrito e encaixe seguro do fio

Combinação de encaixe seguro do fio e baixa fricção

Um anel elastomérico deformável não pode fornecer e sustentar força suficiente para manter o fio totalmente no slot sem pressionar ativamente o fio a ponto de aumentar o atrito. A comparação com um tubo molar é útil neste contexto, uma vez que este acessório é essencialmente um braquete autoligado com o clip permanentemente fechado. Uma vez que um tubo molar conversível é convertido em um braquete pela remoção da tampa do slot ou das tiras, uma ligadura elastomérica ou mesmo uma ligadura de fio pode se mostrar muito ineficaz na prevenção da rotação do dente se ele for movido ao longo do fio ou usado como uma fonte de tração intermaxilar. Estes métodos de ligadura aumentam simultaneamente a fricção enquanto tentam reter o encaixe total do fio. Com braquetes tie-wing, uma melhoria num aspeto é geralmente à custa da deterioração no outro. A combinação de um atrito muito baixo e um encaixe total do fio muito seguro numa ranhura do tipo edgewise só é atualmente possível com braquetes autoligáveis (ou com tubos molares) e é provavelmente a caraterística mais benéfica de tais braquetes. Esta combinação permite que um dente deslize ao longo de um fio com forças líquidas mais baixas e mais previsíveis, e ainda sob controlo total, com quase nenhuma rotação indesejável do dente resultante de um modo de ligadura deformável, como um elastomérico.[27,36]

Consequências da ancoragem de baixa fricção e encaixe seguro do fio completo:

Esta combinação de propriedades pode conservar a ancoragem por três razões

- Com baixo atrito, as forças líquidas de movimentação dentária são previsivelmente mais baixas e as forças recíprocas são correspondentemente menores. Embora a evidência mostre que a relação entre o nível de força e o movimento dentário é complexa, ela apoia a ideia de que forças menores por unidade de área radicular levam a uma maior ancoragem.

• Forças líquidas mais baixas deformam menos os arcos e, portanto. Facilitam a libertação das forças de ligação entre o fio e o bracket, melhorando o deslizamento dos brackets ao longo do fio.

• Dentes individuais - por exemplo, caninos - podem ser retraídos separadamente ao longo de um arco e, assim, potencialmente reduzir as exigências globais de ancoragem através da redução da área radicular dos dentes a serem movidos de cada vez, mas sem nenhuma das desvantagens potenciais de outros métodos de retração separada de caninos, por exemplo, perda de controlo rotacional. Após essa retração separada dos caninos, o baixo atrito dos braquetes autoligáveis permite o uso sensato da mecânica de deslizamento para retrair os incisivos, mesmo que agora haja um mínimo de três braquetes distal ao espaço restante através do qual o deslizamento do fio deve ocorrer.[12]

Alinhamento de dentes muito irregulares:

A outra situação em que a combinação de baixo atrito e encaixe total seguro é vantajosa é o alinhamento de dentes muito irregulares e a resolução de rotações severas, onde a capacidade do fio de deslizar através dos braquetes dos dentes rodados e adjacentes facilita significativamente o alinhamento. Esta relação entre o atrito e a desrotação foi descrita e quantificada por Koenig e Burstone,[15] e as forças adversas potenciais demonstraram ser muito grandes. A baixa fricção, portanto, permite um alinhamento rápido e um fechamento mais seguro do espaço, enquanto o encaixe seguro do braquete permite o encaixe total com dentes severamente deslocados e o controlo total, enquanto desliza os dentes ao longo de um fio. Os fios modernos, de baixo módulo, aumentam substancialmente a nossa capacidade de aproveitar estes benefícios.

Menos assistência na cadeira e remoção mais rápida do fio de ligadura:

O motivo original para o desenvolvimento dos primeiros braquetes autoligáveis era acelerar o processo de ligadura. Por exemplo, um artigo de Maijer e Smith11 demonstrou uma redução de quatro vezes no tempo de ligadura com braquetes Speed em comparação com a ligadura com fio de braquetes convencionais. Shivapuja e Berger[26] mostraram resultados semelhantes, mas também que as "vantagens de velocidade em comparação com a ligadura elastomérica são menos dramáticas (aproximadamente 1 minuto por conjunto de fios). Voudouris[20] também relatou uma redução de quatro vezes no tempo de remoção e ligadura do fio com protótipos de braquetes duplos Interact que levaram aos braquetes In-Ovation comercialmente disponíveis. Um estudo efectuado por Harradine encontrou poupanças estatisticamente significativas, mas clinicamente modestas, no tempo de ligação/religação com Damon SL - uma média de 24 segundos por remoção e substituição do fio. Deve, no entanto, ser lembrado que a ligadura do fio' usando braquetes autoligáveis não requer um assistente do lado da cadeira para acelerar o processo, uma vez que os braquetes autoligáveis não requerem a passagem de elastómeros ou ligaduras de fio para o operador durante a ligadura.

Um estudo sobre a eficácia do tratamento efectuado por Harradine[13] concluiu o seguinte:

- Uma economia de tempo média muito modesta de 24 segundos por arcada, devido a uma redução na colocação/remoção de arcos,
- Uma redução média de 4 meses no tempo de tratamento ativo de 23,5 para 19,4 meses,
- Uma redução média de quatro visitas durante o tratamento ativo de 16 para 12, e
- A mesma redução média nas pontuações de Avaliação pelos Pares para os casos correspondentes.

Estes casos foram tratados no final dos anos 90 sem qualquer alteração na filosofia de extração ou nos objectivos do tratamento.

Os braquetes autoligáveis atualmente disponíveis oferecem a combinação muito valiosa de fricção extremamente baixa e encaixe seguro de todo o braquete e - finalmente - são suficientemente robustos e fáceis de usar para oferecer a maioria das vantagens potenciais deste tipo de braquete. As principais vantagens da autoligadura estão agora estabelecidas e prontamente disponíveis. Estes desenvolvimentos oferecem a possibilidade de uma redução significativa nos tempos médios de tratamento e talvez também nos requisitos de ancoragem.

Comparação de suportes auto-ligados e ligados

	Self-ligated	**Ligated**
Ligation stability	Originally form retained throughout treatment	Loss of initial shape & tightness
Ligation	Movable integral component that creates outer fourth wall	Elastomeric or steel ligature ties
Force level	Use of lighter forces permitted	Heavier force levels required
Friction	Predictable & very low	Steel tie: moderate- high Elastic : very high
Sliding mechanics	Ideally suited for efficient tooth translation	Slow because of binding of arch wire
Office visits	Shorter with longer intervals between visits	Longer & more frequent visits
Treatment time	Overall treatment reduced by up to 4 months	Longer, especially in extraction cases
Esthetics	Significant miniaturization possible with some designs	Limited size reduction
Patient comfort	Only slight discomfort with wire changes	Teeth usually sore after ligation
Oral hygiene	Wingless design easy to clean	Difficult to clean: food traps
Infection control	Significantly reduced risk of percutaneous injury	Increased risk of percutaneous injury
Instrumentation	Few instruments required during arch wire changes	Many instruments required during arch wire changes
Staff	Less chair side assistance required	More chair side assistance required

SUPORTES DE FRICÇÃO E AUTO-LIGAÇÃO

O atrito foi definido como "a força de resistência tangencial aos limites comuns entre dois corpos quando, sob a ação de uma força externa, um corpo se move ou tende a mover-se em relação à superfície do outro" (Kajdas et al., 1990).

Pode ser afetado por:

1. Cinemática das superfícies em contacto (ou seja, a direção e a magnitude do movimento relativo entre as superfícies em contacto);
2. Cargas e/ou deslocações aplicadas externamente (incluindo ligadura ortodôntica);
3. Condições ambientais, como a temperatura e os lubrificantes;
4. Topografia da superfície;
5. Propriedades do material.

Pode ser dividido em *atrito estático,* que é a força necessária para iniciar o movimento do dente, e *atrito cinético,* a força que resiste ao movimento.[30] O coeficiente de atrito estático é sempre maior do que o de atrito cinético. Em física, a força de atrito entre duas superfícies deslizantes é diretamente proporcional à força com que as superfícies são pressionadas uma contra a outra - Ffr = u x F. O valor de u (o coeficiente de atrito) depende dos materiais que estão a deslizar e é apenas ligeiramente afetado por outros factores, como a velocidade ou as áreas de contacto entre as superfícies.[22]

Na mecânica ortodôntica de deslizamento, o atrito é determinado pelo tipo de fio do arco, pelo tipo de braquete e pelo método de ligadura. A força que pressiona o fio e as superfícies do braquete juntos (F) é determinada pela angulação entre o fio do arco e o slot do braquete, o tamanho do fio do arco e o método de ligadura.[22]

Uma investigação das forças de atrito na movimentação ortodôntica dos dentes foi conduzida por Andreasen e Quevedo.[36] Eles realizaram testes in vitro para quantificar a força de atrito gerada pelo movimento de um braquete edgewise ao longo de um fio de arco fixo. A angulação entre o slot do braquete e o fio do arco foi variada, assim como a dimensão dos fios do arco. Eles descobriram que quanto maior o fio do arco, e quanto maior a angulação entre o fio do arco e o braquete, maior o atrito. O seu teste mostrou que havia pouca diferença na fricção entre as amostras secas e as testadas com saliva como lubrificante.

Entre outras variáveis, o efeito da largura do braquete e da angulação do fio braquete-arco foi estudado por Frank e Nikolai.[37] Para uma dada angulação fixa do fio entre o braquete e o arco, os braquetes mais largos produziram mais atrito do que os estreitos. À medida que as angulações eram aumentadas, ocorria a ligação entre o fio e o braquete, e esta variável tornou-se o parâmetro de controlo. Eles observaram que, clinicamente, o movimento dentário ocorre como uma série de passos curtos, em vez de um movimento contínuo e suave. Inicialmente, o atrito estático entre o fio do arco e o braquete deve ser superado para iniciar o movimento do dente. Enquanto o dente se movimenta, o atrito cinético ocorre quando a coroa do dente inclina-se na direção da força aplicada. Gradualmente, devido ao facto de a coroa se mover invariavelmente antes da raiz, surge um par entre o fio e o bracket; isto acaba por parar o movimento da coroa e actua para verticalizar a raiz. Após uma remodelação periodontal adicional ao longo da superfície da raiz, o ciclo continua.

O centro de resistência de um dente não está localizado ao longo do mesmo plano que o do braquete, onde a força é aplicada ao dente. Por esse motivo, a movimentação dentária é um processo complicado que envolve a inclinação da coroa, resultando na ocorrência de alguma angulação entre o slot do braquete e o fio do arco. A Tidy[16] procurou simular esta situação com um aparelho em que um braço elétrico era ligado ao bracket e vários pesos eram suspensos deste acessório. Isto, de facto, imitava a inclinação da coroa que ocorre durante o movimento clínico do dente. Tidy descobriu que o nitinol e o TMA (beta-titânio) produziam forças de fricção duas e cinco vezes maiores do que o aço inoxidável. Nas suas condições de teste, o atrito era inversamente proporcional à largura do bracket. O fio do arco e a dimensão da ranhura tiveram relativamente pouco efeito.

Garner, Allai e Moore também compararam as forças de fricção durante a retração simulada de caninos utilizando diferentes tipos de fios. Também eles encontraram uma força de fricção significativamente maior com o beta-titânio e o nitinol quando comparados com o aço inoxidável. Postularam que as diferenças na suavidade da superfície dos vários fios podem ser responsáveis pelas diferenças de fricção.[22]

Diferenças nas técnicas de ligadura e seus efeitos na fricção foram estudadas por Berger.[33] Para seus testes, os braquetes foram travados no lugar, de forma que o slot do braquete ficasse paralelo ao fio da arcada. Ele descobriu que os braquetes auto-ligados produziam menos atrito do que os braquetes elastoméricos ou com ligadura de aço.

O atrito entre o fio do arco e o braquete tem demonstrado ser um fator importante na movimentação ortodôntica dos dentes. A rugosidade da superfície do fio do arco tem demonstrado ter um papel significativo na contribuição para a quantidade de atrito, assim como o desenho do braquete e a técnica de ligadura.[22] Atualmente, os brackets ortodônticos são fabricados a partir de vários tipos de materiais com diferentes graus de rugosidade.

Drescher et al. (1989)[36] calcularam, numa experiência in vitro, que o atrito é responsável por 60% da força necessária para produzir o movimento dentário em várias combinações de fios de braquetes. Além disso, concluíram que também deve ser levado em conta o aumento da resistência ao movimento oferecido pelo mau alinhamento do braquete, o torque ativo dentro do fio, o efeito de diferentes métodos de ligadura, e a resistência causada pela inclinação que ocorre durante o movimento corporal do dente associado ao contato de dois pontos entre o braquete e o fio. Existem poucos relatos na literatura que descrevem os efeitos da ligadura na resistência ao movimento em sistemas braquete/arco. Foi demonstrado que as ligaduras elastoméricas aumentam essa resistência. Em 50-175 g (Echols, 1975), embora isso não necessariamente aumente exponencialmente com o aumento das dimensões do fio do arco (Ireland et al., 1991). As ligaduras elastoméricas estão sujeitas a deformação permanente relacionada com o tempo e a rapidez com que são esticadas (Wong, 1976), e também se deterioram como resultado da hidrólise lenta do polímero de poliuretano em água e calor húmido (Young e Sandrik, 1979). As ligaduras de fio também produzem um efeito variável dependente do seu aperto. Andreasen e Quevedo (1970) conceberam um método elaborado para assegurar uma carga consistente produzida por ligaduras de fio in vitro e no plano horizontal, mas este não é clinicamente aplicável.

Foram efectuados vários estudos in vitro e in vivo para avaliar a resistência ao atrito de diferentes braquetes autoligáveis. As investigações sobre o atrito podem ser divididas em quatro grupos principais, de acordo com o tipo de configuração utilizado.[30]

1. Os fios de arco deslizam através de planos de contacto, limitando os estudos apenas à influência dos materiais (Kusy e Whitley. 1989: Stannard et al 1986).

2. Arcos deslizando através de braquetes paralelos ao slot do braquete permitindo a análise da influência do material, desenho do braquete e dimensão do fio além do impacto da saliva e diferentes tipos de ligadura (Garneretal., 1986; Baker et aL, 1987; Angolkar et al., 1990; Berger, 1990; Kapila et al, 1990; Kusy e Whitley, 1990; Pratten Ct al, 1990; Kusy Ct al., 1991; Sims et al..1993; Downing et al, 1994, 1995; Saunders e Kusy. 1994; Shivapuja e Berger, 1994; Keith Ct al., 1994).

3. Arcos deslizando através de braquetes com diferentes angulações de segunda e terceira ordem permitiram o estudo da influência da variação na configuração interbraquetes (Andreasen e Quevedo, 1970; Frank e Nikolai, 1980: Peterson et al., 1982; Prosoki et al., 1991; Sims et aL, 1994; Tselepis et al., 1994; Dc Francoetal., 1995).

4. Recentemente, estudos em que os braquetes submetidos a uma força tiveram uma certa liberdade de inclinação, resultando num "retardamento" da força aplicada, tentaram simular o impacto da resistência biológica ao movimento dentário (Tidy, 1980; Drescher et al., 1989; Yamaguchi et al., 1996; Bednar et al., 1991; Ireland et al., 1991).

Jeffrey. L. Berger (1990)[33] efectuou um estudo in vitro para comparar o nível de força necessário para mover diferentes fios de arco através de cinco brackets diferentes, incluindo o bracket autoligável SPEED. Concluiu que foi observada uma redução altamente significativa no nível de força necessário para mover cada um dos quatro fios do arco a uma distância padrão através do braquete autoligável SPEED, quando comparado com o sistema de braquetes elastomérico e com o sistema de braquetes com ligadura de aço da empresa "A" e da American Orthodontics.

James R Bednar et al (1991)[22] efectuaram um estudo in vitro para avaliar a resistência à fricção dos brackets GAC Allure, Ormco Mini Diamond e Orec SPEED. Concluíram que[20]

1. O tipo de material do braquete e a técnica de ligadura influenciaram significativamente o atrito.

2. Os braquetes com ligaduras ligeiras de aço tinham menos fricção do que os braquetes com ligaduras elastoméricas.

3. Para os brackets de aço Ormco, o atrito aumentou com o aumento do tamanho do fio. Para os brackets de cerâmica GAC, o atrito diminuiu com o aumento do tamanho do fio. Em geral, os brackets de cerâmica produziram mais atrito do que os brackets de aço.

4. Nas condições de teste utilizadas, em que o braquete inclinou relativamente ao fio do arco, os braquetes de aço Orec autoligados não demonstraram menos fricção do que os braquetes de aço Ormco com ligadura de aço ou elastomérica.

A.P.T Sims (1993)[38] efectuou um estudo in vitro para comparar o atrito entre os brackets Minitwin com ranhura de 0,022 x 0,028 polegadas, os brackets Ativa e os brackets SPEED. Também compararam dois métodos de ligação de brackets Minitwin com ligaduras elastoméricas de poliuretano. Os seus resultados mostraram uma redução significativa (P<0,01) na resistência à fricção dos braquetes Ativa em comparação com os braquetes SPEED por um fator de aproximadamente 15. Quando os braquetes SPEED foram comparados com os braquetes Minitwin, a redução da fricção foi de 50-70 por cento (P< 0,01). A colocação de braquetes elastoméricos em "figura de oito" aumentou o atrito por um fator de 70-220% em comparação com os braquetes elastoméricos convencionais (P< 0,01). Os resultados indicam que os braquetes autoligáveis requerem menos força para produzir movimento dentário porque aplicam menos contacto de fricção com o fio do que os braquetes siameses convencionalmente amarrados.

Prasanna Kumar Shivapuja e Jeff Berger (1994)[26] realizaram um estudo in vitro para comparar a resistência ao atrito entre o braquete duplo metálico Standard amarrado com tirante de aço, o braquete duplo metálico Standerd amarrado com módulo elastomérico de poliuretano, o braquete Ativa, o braquete SPEED, o braquete cerâmico amarrado com tirante de aço, o braquete cerâmico amarrado com módulo elastomérico de poliuretano e os braquetes Edgelok. Os resultados da resistência estática demonstram que não há diferença estatística, p <0,05, nos valores de força para iniciar o movimento do fio para o Ativa, Edgelok, SPEED e braquete duplo com amarração metálica. No entanto, a variabilidade nos valores de força foi maior para o braquete duplo com braçadeira metálica. Para as medições da resistência de fricção dinâmica, o bracket metálico duplo com o ligador elastomérico e os brackets cerâmicos com o ligador metálico ou com o ligador elastomérico revelaram-se estatisticamente diferentes dos outros quatro grupos (1, III, IV, VII) a p <0,05. O braquete cerâmico com a braçadeira elastomérica (grupo VI) ofereceu a maior resistência ao movimento com um valor médio de 10,84 onças (308,15 gm). A utilização do módulo de potência elastomérico revelou um nível mais elevado de resistência média à fricção de 3,07 onças (87,26 gm) com o sistema de braquetes SPEED, quando comparado com o sistema de braquetes

Ativa, que tinha um valor médio de 12,64 onças (35,91 gm) ou com o sistema de braquetes Edgelok, com um valor médio de 1,42 onças (40,40 gm).

A. P. T. Sims et al (1994)[38] efectuaram um estudo ex vivo de braquetes Minitwin, Ativa e Standard Straight Wire com ranhura de 0,022 x 0,028 polegadas para investigar o atrito quando foram aplicados valores conhecidos de ponta ou binário a fios de aço inoxidável de 0,018 x 0,025 polegadas. A resistência ao deslizamento do fio através dos braquetes ligados foi medida numa máquina de testes Instron montada verticalmente. Os resultados mostraram que os braquetes autoligáveis Ativa produziram consistentemente menos atrito do que os outros braquetes ligados convencionalmente. Os brackets Minitwin foram ligeiramente mais resistentes ao movimento do que os brackets Standard durante o torque, mas o inverso foi encontrado quando a ponta foi aplicada. O aumento da ponta e do torque (intervalos testados de 0-6 graus e 0-25 graus, respetivamente) produziu aumentos quase lineares no atrito para todos os braquetes, embora o aumento da ponta tenha tido o efeito mais profundo no atrito, particularmente nos braquetes Ativa.

G. E. Read-Ward et al (1997)[32] realizaram um estudo ex-vivo para comparar a resistência ao atrito estático de três braquetes autoligáveis com um braquete Ultratrimm convencional com ligadura de aço. Foram investigados os efeitos do tamanho do fio (0020, 0019 x 0025 e 0021 x 0025"), do braquete, da angulação do fio (0, 5 e 10 graus) e da presença de saliva humana não estimulada. O estudo demonstrou que tanto o aumento do tamanho do fio como a angulação do fio do bracketlarch resultaram num aumento da resistência à fricção estática para todos os tipos de bracket testados, tendo a presença de saliva um efeito inconsistente. Mobil-Lock Variable-Slot teve o menor atrito para todos os fios para 0 graus de angulação. No entanto, com a introdução da angulação, os valores foram comparáveis aos dos outros brackets. Os braquetes Ativa apresentaram a segunda menor resistência ao atrito, embora tenham sido encontrados valores elevados com fios de 0019 x 0025 polegadas. Os brackets SPEED demonstraram forças baixas com fios redondos, embora com fios rectangulares ou na presença de angulação, o atrito tenha aumentado bastante. Os braquetes Ultratrim produziram grande variação individual, confirmando a dificuldade em padronizar a força de ligadura, embora sob certas condições, forças de fricção significativamente maiores foram observadas, eles concluíram, braquetes autoligáveis mostraram resistência de fricção reduzida em comparação com braquetes ligados por aço apenas sob certas condições.

Luca Pizzoni et al (1998)[30] fizeram um estudo para avaliar quatro tipos de braquetes, dois braquetes autoligáveis SPEED e Damon SL, e dois braquetes com ligadura convencional. Os fios utilizados para o teste foram o aço inoxidável e o titânio beta em duas dimensões diferentes e em cinco angulações de segunda ordem diferentes. Os resultados mostraram que parece existir uma relação linear entre as forças de atrito e o aumento da angulação no caso dos braquetes convencionais, enquanto os autoligados se comportaram de forma diferente. Com um fio retangular, as forças de fricção observadas com os brackets autoligados aumentaram dramaticamente quando a angulação foi de 9 e 12 graus. O impacto da dimensão do fio e da liga também foi altamente dependente do tipo de braquete. Em geral, os braquetes autoligáveis apresentaram menos atrito do que os braquetes convencionais. Com angulações nulas ou pequenas e com fios redondos, estes brackets demonstraram um atrito muito baixo em comparação com os brackets convencionais carregados com uma força normal. Em angulações maiores entre os braquetes e o fio, o braquete Speed apresentou um aumento significativamente maior no atrito do que os outros braquetes. Entre os braquetes convencionais, o braquete Dentaurum exerceu menos atrito do que o braquete A-Company da mesma dimensão. A dependência das forças de atrito em relação às angulações foi notável, indicando que o aumento das forças de atrito com o aumento das angulações foi mais pronunciado no caso dos fios de aço inoxidável do que no caso dos fios TMA. A dimensão também desempenhou um papel mais importante no caso do aço inoxidável do que no caso dos fios de TMA. Exceptuando a combinação de angulações de zero graus e fio retangular, em que o bracket Speed apresentou maior atrito, provavelmente relacionado com a sua menor dimensão horizontal e o desenho especial da mola, ambos os brackets autoligáveis foram superiores aos brackets convencionais. Os

Os brackets Damon SL da A-Company apresentaram ainda menos fricção do que o bracket Speed em relação a todos os tipos de fios.

Susan Thomas et al (1998)[31] realizaram um estudo in vitro para investigar as caraterísticas de fricção de dois tipos de braquetes autoligáveis (braquetes Damon SL e Adenta Time da "A" Company) e dois tipos de braquetes edgewise pré-ajustados (braquetes TP Tip-Edge e Standard-Twin da "A" Company). Foram utilizadas cinco combinações de tamanho e material do fio (titânio de níquel de 0,014 polegadas, aço inoxidável multistrand de 0,0175 polegadas, titânio de níquel de 0,016 x 0,022 polegadas, aço inoxidável de 0,016 x 0,022 polegadas e aço inoxidável de 0,019 x 0,025 polegadas). Os resultados revelaram que os brackets Damon demonstraram a menor fricção para todas as dimensões dos fios de teste, seguidos pelo bracket Time. Os brackets duplos Standard da 'A' Company produziram o maior atrito com todas as dimensões de fio testadas, seguidos pelo bracket Tip- Edge.

Brian P. Loftus et al (1999)[35] efectuaram um estudo in vitro para medir a resistência à fricção de brackets de aço inoxidável convencionais e autoligáveis. Simularam o movimento deslizante do dente no seu modelo representativo da condição clínica. Não encontraram nenhuma diferença significativa entre os braquetes convencionais de aço inoxidável autoligáveis e os braquetes de cerâmica com slot de aço inoxidável.

Glenys A. Thorstenson e Robert P. Kusy (2001)[29] realizaram um estudo in vitro para comparar as propriedades de atrito de braquetes convencionais de aço inoxidável que foram acoplados a arcos retangulares de aço inoxidável e flgurados com fios de ligadura de aço inoxidável e as propriedades de atrito de braquetes autoligáveis fechados (Damon) acoplados aos mesmos arcos em termos de angulação de segunda ordem. As lâminas desses braquetes autoligáveis restringiram passivamente os fios dentro das ranhuras. Como controlo, foram medidas as propriedades de fricção dos brackets autoligáveis abertos, que foram ligados com fios de aço inoxidável. A resistência ao deslizamento dos braquetes convencionais e dos braquetes autoligáveis abertos foi medida com forças de ligadura variando de 200 a 600 cN e em ângulos de -9° a 9°. As resistências ao deslizamento dos braquetes autoligáveis fechados foram medidas nos mesmos ângulos, mas não foram aplicadas forças de ligadura externas. Na configuração passiva, os braquetes convencionais apresentaram resistência de atrito semelhante à dos braquetes autoligáveis abertos, enquanto os braquetes autoligáveis fechados não apresentaram atrito. Na configuração ativa, todos os braquetes apresentaram maior resistência ao deslizamento à medida que a angulação aumentava. Em todos os ângulos, as resistências ao deslizamento dos braquetes autoligáveis fechados foram menores do que as dos braquetes convencionais, devido à ausência de uma força de ligadura quando o deslizamento restringiu o fio.

Glenys A. Thorstenson e Robert P. Kusy (2002)[28] realizaram um estudo in vitro para verificar o efeito do tamanho e do material do fio na resistência ao deslizamento de braquetes autoligáveis com angulação de segunda ordem no estado seco. Quatro desenhos de braquetes autoligáveis (Damon, In-Ovation, SPEED, Time) foram acoplados a 5 tipos de fios:

níquel-titânio austenítico redondo de 14 milímetros, níquel-titânio austenítico retangular de 16x22 milímetros, níquel-titânio austenítico retangular de 19x25 milímetros, níquel-titânio martensítico retangular de 19x25 milímetros e aço inoxidável retangular de 19x25 milímetros. A resistência ao deslizamento (RS) de cada par arco-braquete foi medida em ângulos de segunda ordem entre -9° e 9°. As distâncias interbraquetes de 8 e 18 mm entre o braquete de teste e os braquetes adjacentes imitaram o fechamento de uma extração de pré-molar. Quando existe folga, a RS é insignificante para os braquetes autoligáveis com lâminas acopladas a qualquer tamanho de fio, bem como para aqueles com clipes quando acoplados a fios que não contactam com o clipe. Quando o fio atinge um determinado tamanho e entra em contacto com o clip, a RS depende do tamanho do fio, do desenho do bracket e dos materiais do par. Quando acoplados ao fio 16 x 22 mi!, os braquetes com clipes aplicaram forças normais que variaram de um mínimo de 5,6 centi-Newtons (cN) (1 cN = 1 g) a um máximo de 230 cN. Quando a folga desaparece, a RS aumenta proporcionalmente com o ângulo de segunda ordem. Os fios de aço inoxidável de 19 x 25 mil, que eram os mais rígidos, aumentaram a taxas entre 75 e 84 cN/grau; os fios de níquel-titânio austenítico de 14 mil, que eram os menos rígidos, aumentaram a taxas de 2,6 a 5,4 cN/grau.

Vittorio Cacciafesta et al (2003)[39] no seu estudo in vitro mediram e compararam o nível de resistência ao atrito gerado entre os braquetes autoligáveis de aço inoxidável (Damon SL II, SDS Ormco, Glendora, Califórnia), os braquetes autoligáveis de policarbonato (Oyster, Gestenco International, Gotemburgo, Suécia) e os braquetes convencionais de aço inoxidável (Victory Series, 3M Unitek, Monrovia, Califórnia), e 3 ligas diferentes de fios ortodônticos: aço inoxidável (Stainless Steel, SDS Ormco), níquel-titânio (Ni-Ti, SDS Ormco), e beta-titânio (TMA, SOS Ormco). Os braquetes autoligáveis de aço inoxidável geraram forças de fricção estáticas e cinéticas significativamente mais baixas do que os braquetes autoligáveis convencionais de aço inoxidável e de policarbonato, que não apresentaram diferenças significativas entre si.

Khambay B et al (2004)[17] avaliou o efeito dos métodos de ligadura na resistência à fricção comparando fios SS & TMA em Damon 2 & braquete pré-ajustado convencional. mas o resultado não mostra um padrão consistente nas forças de fricção. Por isso, o autor defende o uso de SLB passivo para quase eliminar o atrito.

Chin-Liang Yeh et al (2007)[40] realizaram um estudo para avaliar a resistência à fricção de brackets com ligadura passiva e para comparar estes valores com os controlos correspondentes. Foram utilizados dois braquetes autoligáveis passivos (Damon SL II, SmartClip) e um novo braquete com ligadura elástica passiva (Synerg). Os braquetes foram acoplados a 3 fios de níquel-titânio (0,014" redondo, 0,016 _ 0,022", 0,019 _ 0,025") numa arcada ideal simulada, introduzindo rotações de primeira ordem de 3° e 6°, intrusões de segunda ordem de 0,5 e 1,0 mm e uma inclinação da coroa vestibular de terceira ordem de 3°. As dimensões dos brackets foram medidas com micrografias electrónicas de varrimento. Os resultados das forças iniciais máximas de tração (IMDF) foram analisados por testes ANOVA de 2 vias e ANOVA de 1 via. Não foram encontradas diferenças significativas entre os braquetes quando a ligação ocorreu em distâncias de segunda ordem. Num alinhamento ideal do arco, os braquetes com maior lúmen de slot têm menor resistência ao atrito. O controle rotacional de primeira ordem foi influenciado pela profundidade do slot, largura do braquete e cobertura vestibular dos braquetes com o mesmo fio. Quando um mecanismo de deslizamento foi usado com uma mudança de inclinação de terceira ordem, os braquetes com ângulos de contacto críticos de terceira ordem menores tiveram maior resistência ao atrito.

Franchi (2008)[41] amigos realizaram um estudo para avaliar as forças de atrito geradas por 4 tipos de braquetes autoligáveis passivos de aço inoxidável (SLBs) e por ligaduras elastoméricas não-convencionais (NCEL) e convencionais (CEL) durante a mecânica de deslizamento, e concluíram que os SLBs e as NCEL são alternativas válidas para baixo atrito durante a mecânica de deslizamento.

Pandis et al (2008)[42] realizaram uma pesquisa para avaliar comparativamente as forças geradas pelos sistemas de braquetes convencionais e autoligáveis durante a fase de nivelamento e alinhamento tardio, especificamente para o movimento de primeira e segunda ordem. Concluíram que as forças geradas pelas correções de primeira e segunda ordem nos aparelhos autoligáveis não apresentam um padrão consistente e dependem do fio, da direção do movimento e do desenho do componente de ligadura.

Tae-Kyung Kim & colaboradores (2008)[43] compararam a força de atrito (FF) gerada por várias combinações de tipos de braquetes autoligáveis (SLB), tamanhos de arcos e tipos de ligas, e a quantidade de deslocamento durante a fase inicial de nivelamento do tratamento ortodôntico, utilizando um sistema tipodôntico personalizado. Os resultados sugerem que as combinações do SLB passivo e do arco A-Ni-Ti durante a fase inicial de nivelamento podem produzir menor FF do que outras combinações de SLB e arco in vitro.

Ehsani et al (2009) realizaram recentemente uma pesquisa sistemática informatizada de bases de dados electrónicas em[44] para comparar a quantidade de resistência de fricção expressa entre os braquetes ortodônticos autoligáveis e os braquetes ligados convencionalmente in vitro, tal como relatado na literatura. Este estudo realmente informativo apresenta a seguinte conclusão:

□ Em comparação com os braquetes convencionais, os braquetes SL mantêm uma fricção mais baixa quando acoplados a pequenos fios redondos na ausência de inclinação e/ou torque numa arcada idealmente alinhada.

□ Não existem provas suficientes para afirmar que, com fios rectangulares grandes, na presença de inclinação e/ou binário e em arcadas com má oclusão considerável, os brackets SL produzem menor fricção em comparação com os brackets convencionais.

□ A maioria dos estudos avaliados concordou que o atrito dos braquetes autoligados e convencionais aumentava com o aumento do tamanho do fio.

PERSPECTIVAS HISTÓRICAS DOS SUPORTES AUTO-LIGÁVEIS

As ligaduras ortodônticas existem muito antes da invenção dos aparelhos ortodônticos modernos. Antes de 1900, as ligaduras ortodônticas eram utilizadas de várias formas e maneiras para facilitar a correção dentária. Com a introdução do aparelho edgewise de Edward Angle, as ligaduras ortodônticas tornaram-se parte integrante da ortodontia clínica moderna. Desde essa altura, as ligaduras ortodônticas têm vindo a apresentar muitas variações em termos de design e materiais. Evoluíram de metais preciosos para aço inoxidável e depois para material elastomérico. As ligaduras ortodônticas modernas oferecem muitas vantagens, mas ao mesmo tempo muitas desvantagens, como a variabilidade na aplicação da força, níveis de fricção indesejáveis e problemas de higiene.

Os aparelhos recentes, aparelhos sem ligaduras ou aparelhos autoligáveis, passaram a estar na vanguarda do mundo ortodôntico. A eliminação das ligaduras oferece muitos benefícios e poucas desvantagens. Mas o que pode ser novo é realmente muito antigo; vamos dar uma olhadela na origem da AUTO LIGAÇÃO em ortodontia.

No início dos anos 30, quando o mundo estava a lutar contra a grande depressão, os pioneiros da ortodontia estavam ocupados a desenhar 1st SELF LIGATING BRACKET.

1] **FORD LOCK** de J. W. Ford (1933) foi 1st fabricado em 1933. Eles apresentavam um anel circular para criar uma parede rígida para prender o fio do arco no slot. Como o membro circular era incapaz de interagir com o fio do arco para um movimento rápido do dente, o braquete Ford tornou-se um SLB passivo. Fabricado pela Dee Gold Company de Chicago, Illinois, não teve uma aceitação clínica alargada. A produção foi abandonada porque o desenho provou ser demasiado caro e volumoso para ser comercialmente viável. O suporte foi reintroduzido em 1951 pelo seu filho William F Ford, mas foi comercializado principalmente para a técnica de fio duplo de Johnson.

O conceito de um acessório ortodôntico autoligado não é novo. A primeira patente para um acessório autoligado, o braquete manual Boyd, foi registada por Charles F. Boyd em 1933.

2] **BOYD e RICHARDSON** (1933) - passivo - mais ou menos na mesma época Boyd e Richardson introduziram vários desenhos no mundo ortodôntico. O 1st apresentava uma barra rígida móvel que prendia o fio do arco. Outros desenhos incluíam clipes rígidos fixados em ambos os lados dos corpos dos braquetes, que eram projetados para o fio do arco. Estes desenhos passivos não obtiveram uma aceitação clínica alargada.

3] **BRUSSES e GODDARD** (1941) - Passivo - em 1941 Brasse e Goddard introduziram um braquete nobre que poderia ser usado sem ligaduras. Este desenho passivo apresentava 2 braços flexíveis que podiam deflectir quando o fio da arcada se encaixava, prendendo assim o fio da arcada. Estes desenhos passivos não obtiveram uma aceitação clínica alargada.

4] **J. E. LASKIN** (1945) - Passivo - em 1945 Laskin introduziu 2 SLB. O desenho do 1st apresentava dedos paralelos rígidos que eram fixados no fio da arcada. O 2nd apresentava um corpo de suporte rotativo que podia ser ajustado para prender o fio da arcada. Nenhum destes desenhos passivos obteve uma aceitação clínica alargada.

5] **H. J. RUSSELL** (1951)-passivo- no início dos anos 50, Russell inventou vários SLB que apresentavam lâminas rígidas móveis. Em cada uma delas havia uma ranhura ou um orifício que facilitava o movimento da corrediça. A função destas corrediças era prender o fio do arco. Estes desenhos passivos não obtiveram uma aceitação clínica alargada.

6] **J.E. JOHNSON** (1954)-Passivo - no mesmo período Johnson inventou outro tipo de SLB passivo. Este apresentava um tirante de ligadura incorporado que era articulado num dos lados e podia rodar o fio de arco. A ranhura do fio do arco era única, uma vez que era mantida entre a dobradiça cilíndrica e o fecho oposto. Podia acomodar 2 arames de pequeno diâmetro. Este desenho passivo não teve uma aceitação clínica alargada.

7] **H. KESLING** (1959)-Passivo- no final da década de 1950, Kesling inventou um acessório ortodôntico autoligável de fio leve que apresentava asas deflectíveis que podiam sobrepor-se à ranhura do fio da arcada. Essas asas flexionavam-se temporariamente para permitir a inserção ou remoção do fio. Os arcos podiam ser encaixados e retirados da ranhura.

8] **M. Wallshein** (1962) - Em 1962, Wallshein, introduziu várias técnicas de auto-ligação fixações. Os dois primeiros eram semelhantes em design e apresentavam uma mola flexível curva que era fixada numa extremidade do corpo do braquete. Esta mola podia ser flexionada, permitindo a inserção ou remoção do fio do arco. O primeiro desenho era passivo, pois permitia total liberdade de movimentos ao longo do slot.

O desenho 2 era bastante único, uma vez que a secção transversal reduzida do corpo do bracket permitia que a mola curva interagisse no movimento corretivo do dente. Devido a esta interação, este desenho em particular tornou-se *ACTIVE!*

Outras concepções trazidas por Wallshein apresentavam braços deflectíveis que podiam prender o fio do arco e resistir à sua libertação. Mas nenhum destes projectos teve uma aceitação clínica generalizada.

9] **RUBIN** e **RUBIN** (1963) - Passivo - Também no início da década de 1960 introduziram outro SLB passivo, que apresentava uma porta móvel rígida que girava em torno de uma articulação pivô, prendendo o fio do arco. Esta conceção não conseguiu obter uma aceitação clínica alargada.

10] **F. W. JOHNSON** (1964)-Passivo- O desenho passivo de Johnson apresentava uma corrediça móvel rígida que servia para prender o fio do arco. Uma pequena ranhura **em V** no corpo do braquete assegurava que o instrumento de abertura fosse posicionado corretamente antes de abrir o braquete. Mesmo este desenho não conseguiu obter aceitação clínica.

11] **BRUNSON** e **DAVIS** (1966)-Passivo- alguns anos mais tarde, em meados de 1960,

Brunson e Davis inventaram um projeto que era semelhante à famosa fechadura Goren. Esta conceção passiva apresentava um parafuso montado permanentemente que podia ser rodado até a sua extremidade pontiaguda prender o fio do arco. Apesar da popularidade da fechadura de Goren, este desenho não conseguiu obter aceitação clínica.

12] **A.C. BRADER** (1967)-Passivo- no final dos anos 60, a Brader introduziu mais 2 SLB que eram semelhantes ao modelo de Bruss e Goddard de 1941, que apresentava 2 braços flexíveis que podiam deflectir quando o arame de arco se encaixava. Desta forma, o fio de arco ficava preso.

13] **EDGLOK™** (1973) -passivo (Ormco Corp., 1717 W. Collins Ave., Orange, CA 92867)

No início da década de 1970, o pioneiro da ortodontia J. Weildman introduziu um SLB passivo chamado braquete Edglok, comercializado pela Ormco Corporation. Este acessório era único, pois foi o primeiro SLB a receber uma ampla exposição comercial. Apresentava uma tampa móvel rígida que servia para prender o fio da arcada. Outras bases personalizadas eram limitadas. Este foi o primeiro SLB a receber seguidores na comunidade ortodôntica. Um dos benefícios anunciados do desenho do Edglok era que permitia movimentos livres imediatos do fio do arco dentro da ranhura do fio do arco, tal como acontece com todos os desenhos passivos, este movimento livre combinado com a largura estreita do bracket resultava num controlo limitado do dente.

As desvantagens incluem um controlo de rotação inadequado, o volume e alguns inconvenientes com a abertura e o fecho da corrediça.

Os colares rotativos auxiliares foram introduzidos rapidamente na tentativa de resolver esta limitação, mas este facto, combinado com o corpo volumoso do bracket, contribuiu para o seu declínio. O suporte foi retirado do mercado pouco menos de 10 anos após a sua introdução.

14] **SPEED™** (1973) - Ativo {SPEED™ marca comercial da Strite industries Ltd.}

G.H. Hanson começou a trabalhar num novo aparelho auto-ligante. Este apresentava uma mola flexível curva que podia ser movida para uma de duas posições de equilíbrio. As ranhuras eram abertas para permitir a inserção do fio do arco ou fechadas para permitir o aprisionamento.

O desenho do SPEED era único, uma vez que podia interagir com o fio da arcada num movimento dentário corretivo suave. Após quase 10 anos de desenvolvimento e testes, o SPEED foi introduzido comercialmente em 1980. Este desenho de auto-ligação ativa permanece o mesmo que o modelo original de 1980. E, após mais de 25 anos de utilização clínica bem sucedida, continua a ser o SLB mais utilizado no mundo e tem-se mantido numa produção bem sucedida desde 1980. Este facto atesta a solidez inerente a muitas das caraterísticas do design original. Os primeiros braquetes eram prejudicados por clipes, que podiam ser facilmente deslocados ou distorcidos. Estes inconvenientes foram, desde então, resolvidos com sucesso, mas combinados com a falta de familiaridade inerente para os clínicos de um bracket sem asas de ligação, estes aspectos provavelmente impediram uma maior popularidade do SPEED em anos anteriores.

15] **R. FOSTER** (1980) - passivo - No início dos anos 80, foram também introduzidos no mercado dois novos modelos de SLB inventados por Rolf Foster. Estes consistiam num modelo edgewise e num suporte Begg auto-ligável.

A versão com arestas baseava-se num gancho de arame de arco móvel. Consistia num disco semicircular de espessura variável que podia ser rodado para prender o fio de arco com um fio de arco de dimensões adequadas. O disco pode ser rodado para bloquear o fio de arco.

A versão Begg apresentava um cilindro rotativo com uma patilha saliente. O cilindro podia ser rodado para permitir a inserção do fio da arcada e rodado de volta à sua posição original para prender o fio da arcada. Ambos os desenhos passivos não conseguiram obter uma aceitação clínica alargada.

16] **FOGEL-MAGILL** (1980) - passivo - Outro projeto inventado no início dos anos 80 foi o de Fogel e Magill. Este era um desenho de auto-ligação baseado no braquete combinado Fogel-Magill edgewise, muito escrito anteriormente. O modelo SL apresentava um clip C integral, adjacente à ranhura do fio da arcada.

O fio do arco pode ser encaixado nas aberturas alargadas dos clipes em C. A remoção do fio da arcada envolvia o encaixe do fio da arcada para fora dos clipes em C. Este desenho passivo não conseguiu obter tanta aceitação clínica.

17] **ACTIVA™** (1986) - Passivo- {™ ACTIVA é uma marca registada da Ormco Corp.}

Na mesma altura, o NiTi começou a ser amplamente utilizado na clínica. Em 1986, foi introduzido no mercado o suporte Ativa.

Os braquetes Ativa (Companhia "A", San Diego, CA) tinham uma corrediça rotativa, o que, portanto, dava um raio interno côncavo à superfície vestibular do slot. Isso aumentou a profundidade efetiva do slot com fios de pequeno diâmetro, diminuindo o alinhamento labiolingual com esses fios. A lâmina foi retida nas extremidades mesial e distal do slot e isso fez com que o braquete fosse mais largo do que a média, o que reduziu o intervalo entre braquetes com as consequentes desvantagens.

Uma vantagem potencial da autoligadura é que o bom controle do fio permite o uso de braquetes mais estreitos e, portanto, uma maior distância entre braquetes e, consequentemente, forças mais baixas e uma maior amplitude de ação com qualquer fio durante a fase de alinhamento. A ausência de asas de amarração foi um incómodo na colocação da cadeia elastomérica e a forma desconhecida da base de ligação inicial tornou o posicionamento dos brackets mais difícil. Finalmente, uma combinação das caraterísticas do desenho reduziu substancialmente a força de ligação. Apesar destas desvantagens substanciais, foi possível tratar com sucesso casos que demonstravam as vantagens agora conhecidas da autoligadura, mas as deficiências do desenho asseguraram que só foram adoptadas por uma minoria de entusiastas.

18] **TIME™** (1996) - Passivo- {™ TIME é uma marca registada da Adenta}

Em meados dos anos 90, foi introduzido outro bracket autoligável, o bracket 'Time' da Adenta, que apresentava uma porta rígida articulada num pequeno suporte, impedindo assim a inserção ou remoção do fio do arco. Os encaixes maxilares abrem em direção à gengiva e os encaixes mandibulares abrem em direção à oclusal. Embora se assemelhem ao desenho do SPEED, a sua porta rígida não permite a interação ativa com o fio de arco. O sucesso deste desenho passivo continua a ser questionável.

O braquete Time2 (Adenta GmbH) tem alguns utilizadores entusiastas. Assemelha-se superficialmente a um bracket SPEED, mas ao contrário do clip SPEED que tem um movimento vertical, o clip Time roda para a posição em torno da asa do tirante gengival e roda em direção à parede oclusal e não à parede gengival do slot. As primeiras versões sofriam de deslocação dos clips, e foram necessárias alterações importantes, mas subtis, no desenho do clip para reduzir suficientemente esta tendência e assegurar a sua disponibilidade e sucesso contínuos. Os primeiros exemplos de produção de muitos desenhos autoligáveis necessitaram de modificações significativas. O efeito negativo de tais problemas iniciais com os braquetes autoligáveis tem por vezes impedido a popularidade subsequente, mesmo quando os problemas foram largamente ultrapassados.

19] **DAMON SL™ 1** - (1997) Passivo- {™ Damon SL1 é uma marca registada da Ormco corporation}

Também em meados da década de 1990, foi introduzido o primeiro de vários suportes Damon. Apresentava uma corrediça rígida. Esta corrediça era enrolada à volta do corpo do bracket e podia ser movida para permitir a inserção do fio da arcada e voltava à sua posição original para prender o fio da arcada. O Damon 1 era único e popularizou-se devido à utilização de asas de ancoragem em designs autoligáveis. Este desenho sofreu diversas variações e foi substituído pelo desenho Damon 2.

Os brackets Damon SL (A "Company, San Diego, CA) também ficaram disponíveis em meados dos anos 90 e tinham uma corrediça que envolvia a face vestibular do bracket. Uma pequena mola de arame em forma de U ficava por baixo da corrediça e encaixava nas duas "protuberâncias" labiais da corrediça para proporcionar posições positivas de abertura e fecho. Estes brackets foram um passo em frente, mas tinham dois problemas significativos - as lâminas

20] **TWIN LOCK™** (1997)-Passivo - {™ Twin Lock é uma marca registada da empresa Ormco}

Simultaneamente com a introdução do Damon 1, J. Weildman, que inventou o suporte Edglok, inventou outro modelo autoligável denominado aparelho Twin Lock, que apresentava uma corrediça plana retangular presa entre as asas do tirante. A corrediça podia ocupar a posição aberta ou fechada. Este modelo destacava-se pelo facto de a ranhura do fio da arcada ser muito profunda. Este modelo serviu de base para os novos modelos SLB.

21] **DAMON™ 2** (1999) - Passivo -{™ Damon 2 é uma marca registada da Ormco Corporation}

O desenho do Damon 2 era muito semelhante ao do Twin Lock. Tal como o modelo Twin Lock, apresentava uma corrediça plana retangular montada entre as suas asas de amarração. A corrediça rígida pode ser movida para cima e para baixo. Isto permite a inserção e remoção do fio de arco. Este modelo foi também substituído pelo Damon 3.

Combinados com a introdução do fabrico de moldes de injeção de metal, que permite tolerâncias mais estreitas, estes desenvolvimentos eliminaram quase completamente a abertura inadvertida ou a quebra de lâminas e levaram a uma maior aceleração da utilização da autoligação.

Os suportes Damon 2 (Ormco Corp.) foram introduzidos para resolver as imperfeições do Damon SL. Mantiveram a mesma ação de deslizamento vertical e a mola em forma de U para controlar a abertura e o fecho, mas colocaram o deslizamento dentro do abrigo das asas de fixação. Combinados com a introdução do fabrico de moldagem por injeção de metal, que permite tolerâncias mais estreitas, estes desenvolvimentos eliminaram quase completamente a abertura inadvertida da corrediça ou a quebra da corrediça e levaram a uma maior aceleração da utilização da autoligação. No entanto, os suportes não eram imediata e consistentemente muito fáceis de abrir e este aspeto da funcionalidade é importante para o novo utilizador.

22] **INOVATION™** (1999) - Passivo - {™ InOvation é uma marca registada da GAC International} No final dos anos 90, a GAC introduziu um design SLB que se assemelha ao design SPEED da G. Hanson, denominado suporte InOvation. Apresentava um clip flexível curvo que podia ocupar uma posição aberta ou fechada. Tal como o braquete Damon, foi dada ênfase à incorporação de asas de amarração que podiam acomodar ligaduras. Isto resultou num design bastante volumoso que, mais tarde, acabou por ser reduzido em tamanho e transformado em BRACKETS SYSTEM R.

Em 2002, foram disponibilizados braquetes mais pequenos para os dentes anteriores - In-Ovation R (Reduzido, referindo-se à largura reduzida do braquete) e esta largura mais estreita foi eficaz em termos de uma maior distância entre braquetes. O braquete ficou posteriormente conhecido como System R. Trata-se de um desenho bem sucedido, mas algumas desvantagens relativamente pequenas no manuseamento do braquete foram inicialmente aparentes. Alguns brackets deste tipo são difíceis de abrir e isto é mais comum na arcada inferior, onde a extremidade gengival do clip de mola é difícil de visualizar. O excesso de compósito no aspeto gengival dos braquetes na arcada inferior pode ser difícil de ver e também pode dificultar a abertura. Da mesma forma, lacebacks, underties e elastómeros colocados atrás do fio estão a competir por espaço com o clip de bracket. É interessante notar que tanto o SPEED quanto o System R e também os braquetes similares e recentemente lançados Quick (Forestadent Bernhard Foerster GmbH) abordaram esta dificuldade fornecendo um orifício labial ou entalhe no grampo no qual uma sonda ou instrumento similar pode ser inserido para abrir o braquete.

23] **SMART CLIP™** (2004)-Passivo-{™ Smart Clip é uma marca comercial da 3M Unitek}

Mais recentemente, foi inventado mais um modelo de SLB que também se assemelha muito aos do passado. Similar em design ao braquete de Boyd e Brusse. Este desenho apresentava clipes em C de níquel-titânio que se abriam para a inserção ou remoção do fio.

24] **OYSTER™** (2004)-Passivo {™ Oyster é uma marca registada da Genstenco Corporation}

OPAL™ (2004)-Passivo {™ Opal é uma marca comercial da UP Dental}

Nos últimos anos, o "plástico", que tinha desaparecido do desenho ortodôntico, começou a entrar no desenho de SLB. Recentemente, surgiram dois modelos de SLB passivos. Os braquetes Oyster e Opal, ambos são inteiramente feitos de plástico e apresentam uma tampa articulada que gira para abrir para a inserção ou remoção do fio do arco. O seu sucesso é questionável, mas ainda estão disponíveis comercialmente.

25] **DAMON™ 3 (2005)** e **DAMON 3 MX-Passive-** {™ Damon é uma marca comercial da Ormco Corporation}

O plástico também entrou nos suportes Damon. O Damon 3 apresenta uma ranhura de arame em arco de metal e uma corrediça retangular alojada numa concha de plástico. Este invólucro de plástico forma a base da consola e as asas de ligação. A corrediça retangular funciona da mesma forma que nos modelos Damon anteriores.

Os suportes Damon 3 e Damon 3 MX têm uma localização e ação diferentes da mola de retenção, o que produziu um mecanismo de abertura e fecho muito fácil e seguro. Para além disso, os suportes Damon 3 são semiestéticos. No entanto, os primeiros brackets Damon 3 de produção sofreram três problemas significativos: uma elevada taxa de falha de ligação, separação do metal dos componentes de resina reforçada e fratura das asas de ligação. Todos estes três problemas foram rápida e eficazmente investigados e corrigidos, mas ilustram que continua a ser um desafio significativo para os fabricantes extrapolar da experiência com protótipos de brackets nas mãos de entusiastas qualificados para a produção subsequente em grande escala e para a utilização por relativamente principiantes. É interessante que estas dificuldades iniciais não tenham impedido a adoção entusiástica destes suportes. Isto deveu-se provavelmente ao facto de se ter apreciado muito mais o que a autoligação podia fazer e também à maior vontade dos fabricantes em investir na procura de soluções. O bracket Damon D3 MX, recentemente lançado, beneficiou claramente da experiência clínica e de fabrico dos brackets Damon anteriores.

Apesar de parecer uma nova tecnologia para alguns, a autoligadura tem as suas raízes no início da década de 1930. Nos últimos 7 anos, foram criadas muitas variações. Algumas caraterísticas são utilizadas habitualmente sem sucesso clínico. Outras, baseadas numa conceção mais sólida, provaram ser clinicamente eficazes e práticas de utilizar.

Os suportes Damon 3 e Damon 3 MX (Ormco Corp.) têm uma localização e ação diferentes da mola de retenção, o que produziu um mecanismo de abertura e fecho muito fácil e seguro. Além disso, os braquetes Damon 3 são semiestéticos. No entanto, os primeiros brackets Damon 3 de produção sofreram três problemas significativos: uma elevada taxa de falha de ligação, separação do metal dos componentes de resina reforçada e fratura das asas de ligação. Todos estes três problemas foram rápida e eficazmente investigados e corrigidos, mas ilustram que continua a ser um desafio significativo para os fabricantes extrapolar da experiência com protótipos de brackets nas mãos de entusiastas qualificados para a produção subsequente em grande escala e para a utilização por relativamente principiantes. É interessante que estas dificuldades iniciais não tenham impedido a adoção entusiástica destes suportes. Isto deveu-se provavelmente ao facto de se ter apreciado muito mais o que a autoligação podia fazer e também à maior vontade dos fabricantes em investir na procura de soluções. O bracket Damon D3 MX, recentemente lançado, beneficiou claramente da experiência clínica e de fabrico dos brackets Damon anteriores.

Ao examinar todos os modelos, surge um padrão interessante que aponta para três tendências de desenvolvimento:

1. SLB passivo com porta móvel rígida
2. SLB passivo com clipes em C integrados
3. SLB ativo com mola flexível

A história da autoligadura em ortodontia ainda está a ser escrita, mas não é difícil imaginar um futuro sem a necessidade de ligaduras ortodônticas. A Tabela 1 ilustra o interesse contínuo no desenvolvimento de braquetes autoligáveis, mas só com a introdução do braquete Edgelok, em 1971, é que o desenho foi oferecido comercialmente em larga escala. O braquete Edgelok foi o primeiro desenho de braquete autoligável a ter algum tipo de sucesso comercial. O braquete Edgelok foi seguido no início dos anos 80 por outro desenho chamado Mobil-logk. Ambos eram brackets passivos que obtiveram uma aceitação limitada na comunidade ortodôntica, em parte devido ao seu design volumoso, ao controlo limitado dos dentes e à aceitação generalizada das ligaduras elastoméricas nos anos 70.

Em meados da década de 1970, começaram os testes clínicos para uma geração totalmente nova de aparelhos autoligáveis, um que era ativo e não passivo. O aparelho SPEED de G.H. Hanson (SPEED system orthodontics, uma divisão da strit industries, Cambridge, Ontário, Canadá) foi um passo revolucionário no design de braquetes ortodônticos, pois foi o primeiro braquete que cooperou ativamente com o fio da arcada na movimentação dentária corretiva. Após ensaios clínicos bem sucedidos envolvendo 600 pacientes, o aparelho SPEED foi introduzido para venda comercial em 1980.

Em 1986, o agora obsoleto bracket autoligável Ativa ("A company, Johnson and Johnson) desenhado por EP Letcher, também ofereceu uma alternativa à ligadura convencional. Tal como acontece com o braquete Edgelok, o comportamento passivo do braquete Ativa limitou a sua interação cooperativa com o fio do arco. Esta passividade, combinada com outras deficiências de design, tais como o caso em que os pacientes podiam abrir o bracket e a largura mesiodistal excessiva, acabaram por levar ao seu desaparecimento comercial.

O próximo desenho de autoligado, o braquete Time (Adenta, Gilching, Alemanha), entrou no mercado em 1995. Embora o braquete Time seja muito semelhante em aparência ao braquete SPEED, seu desenho e modo de ação são significativamente diferentes, pois é um mecanismo autoligado passivo.

Um ano mais tarde, em 1996, foi introduzido o braquete Damon. Batizado de Damon SL 1, o braquete apresentava uma fina cobertura metálica que envolvia a superfície labial do corpo do braquete duplo e suas asas de ligação. Esta cobertura rígida formava a quarta parede da ranhura do fio do arco. Quando movida para a posição "slot closed", a cobertura converteu o slot do fio do arco num tubo semelhante ao tubo bucal de um molar. Este desenho era passivo e, devido a problemas com a lâmina volumosa e o controlo limitado dos dentes, a sua vida comercial foi curta.

O bracket Twin Lock foi o segundo esforço de A.J. Wildman, após o bracket Edgelok, para criar um bracket autoligável clinicamente viável. O TwinLock foi introduzido em 1998 (Ormco, Orange Califórnia). O TwinLock apresentava uma corrediça retangular plana alojada entre as asas de fixação de um bracket duplo com bordos. Como todos os outros desenhos de braquetes autoligáveis passivos, a corrediça sólida converteu a ranhura do fio do arco num tubo, limitando assim o controlo do dente. Um ano após a sua introdução, o braquete TwinLock foi ligeiramente modificado e renomeado como braquete Damon SL II.

O suporte é atualmente referido como o suporte Damon 2. Um suporte passivo, híbrido de metal composto, o suporte Damon 3, ficou disponível em 2004.

A introdução do braquete In-Ovation (GAC international, Bohemia, Nova Iorque) em 2000 foi uma tentativa, semelhante ao design Damon, de interessar os ortodontistas por um braquete que era autoligado e apresentava asas de tique. Este design combinado resultou num bracket bastante volumoso que incorporava o conceito de clipe de mola SPEED ativo do Dr. Hanson. O clip de mola Elgiloy torna o In-Ovation um aparelho autoligado ativo.

Patent File Date	Bracket	Mode of action	Moving Components	Currently Available
1933	Boyd band bracket	Passive	Rigid sliding bar	No
1933	Ford Lock	Passive	Rigid rotational lock	No
1952	Russell appliance	Passive	Rigid sliding lock	No
1966	Branson	Passive	Rigid rotational screw	No
1972	SPEED system	Active	Highly flexible spring clip	Yes
1972	Edgelok bracket	Passive	Rigid sliding clip	No
1979	Mobil – lock bracket	Passive	Rigid rotational disk	Yes
1986	Activa bracket	Passive	Rigid rotational arm	No
1995	Time bracket	Passive	Rigid rotational arm	Yes
1996	Damon bracket	Passive	Solid indented slide	Yes
1998	Twin Lock bracket	Passive	Solid labial slider	No
2000	In-Ovation	Active	Flexible spring clip	Yes
2004	Damon III	Passive	Rigid solid slide	Yes
2005	Smart clip	Passive	Ni Ti spring	Yes

Quadro 1: Panorâmica da evolução dos suportes auto-ligantes

TIPOS DE SUPORTES AUTO-LIGANTES[19]

BRACKET	YEAR
Russell lock	1935
Wildman (Edgelok); Button capped bracket opened vertically first passive slot	1971
Ormco Edgelok	1972
Hanson: Speed™ (Strite); Narrow single design, difficult to control rotations and finish, technique sensitive	1975
Forestadent Mobil-Lock; mechanism failure	1980
Forestadent Begg	1980
Strite industries SPEED	1980
'A' Company Activa ; Pletcher (Activa) A' Co; Difficult mechanism to manage	1986
Time™ (Adenta/American Ortho); Single wing design, non-mesh base, large bracket.	1995
TwinLock (Wildman) Ormco; Precursor to the eventual Damon™ III design	1995
Adenta time	1996
'A' Company Damon SL	1996
Ormco Twin Lock	1998
Damon™ (A Co.); Single wing design, large external sliding door, multiple malfunctions	1999
Ormco / 'A' Co. Damon 2; Damon™ II (Ormco); Single wing design, reduced size from original same issues	2000

GAC InOvation; In-Ovation® (GAC); Single bracket, large size frequent clip failure.	**2000**
Gestenco Oyster	**2001**
GAC InOvation R	**2002**
Adenta Evolution LT	**2002**
In-Ovation-R™(GAC) Single more functional clip closed better, reduced size	**2003**
Ultradent OPAL	**2004**
Ormco Damon 3; Damon III™ (Ormco); 2004 Single bracket door shut better, rhomboid angulation, improved mechanism	**2004**
3M Unitek Smart Clip; SmartClip™ Brackets (3M Unitek); First true twin-wing design, novel ligating mechanism, high clip forces	**2004**
Ormco Damon 3 MX	**2005**
Damon™ Mx (Ormco); Combination metal/polycarbonate material for aesthetics	**2006**
Ultradent OPAL metal	**2006**
Forestadent Quick	**2006**
Lancer Praxis Glide	**2006**
Class 1/ Ortho organisers Carriere LX	**2006**
Clarity™ SL Brackets (3M Unitek); Ceramic version of SmartClip Bracket, further improved clip forces	**2007**
SmartClip™ SL3 Brackets (3M Unitek); Further clip force reduction	**2009**
Evolution SLT* Self ligating lingual brackets **2D Lingual Brackets - 3rd Generation; FORESTADENT® USA**	**2011** **2011**
QuicKlear® FORESTADENT® USA	**2011**

TIPOS DE SUPORTES AUTO-LIGANTES

As quatro principais vantagens listadas anteriormente são cada vez mais apoiadas por uma maior experiência clínica e por investigações formais.[36 ,6-9,45,46 ,47,48] Além disso, existem estudos que fornecem algum apoio para um aumento resultante na eficácia clínica. [49,18,50] Por conseguinte, é útil descrever alguns dos factores que, até recentemente, impediram a utilização mais generalizada de brackets autoligáveis. Os factores têm variado com diferentes desenhos de brackets e podem ser ilustrados por exemplos desta Tabela.

1] ***Braquetes Edgelok (1972).*** Os brackets Edgelok (Ormco Corp., 1717 W. Collins Ave., Orange, CA 92867) foram o primeiro bracket autoligado a ser produzido em quantidades significativas. As desvantagens incluíam um controlo de rotação inadequado, o volume e alguns inconvenientes com a abertura e o fecho da corrediça.

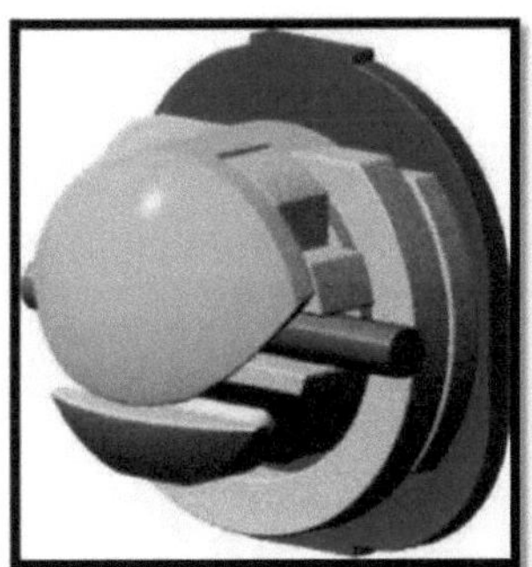

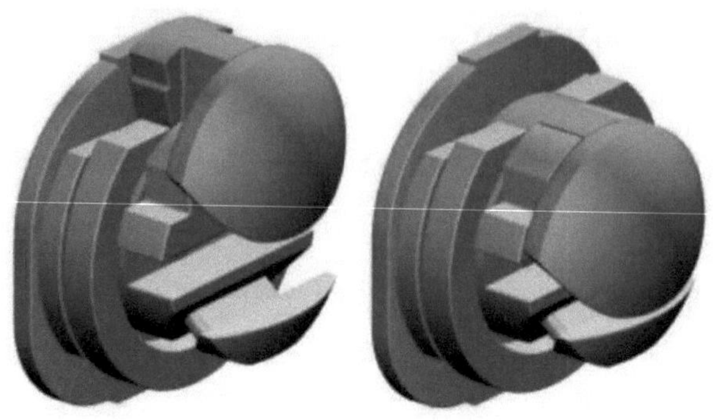

Suporte Edgelok nas posições aberta (A) e fechada (B).

2] Suportes SPEED (1980). Os conhecidos suportes SPEED (Strite Industries Ltd., 298 Shepherd Avenue, Cambridge, Ontário, N3C 1V1 Canadá) continuam a ser produzidos com êxito desde 1980. Este facto atesta a solidez inerente a muitas das caraterísticas originais do design. Os suportes iniciais eram prejudicados por clipes, que podiam ser facilmente deslocados ou distorcidos. Estes inconvenientes foram, entretanto, resolvidos com sucesso, mas combinados com a falta de familiaridade inerente para os clínicos de um braquete sem asas de amarração, estes aspectos provavelmente impediram uma maior popularidade do SPEED em anos anteriores.

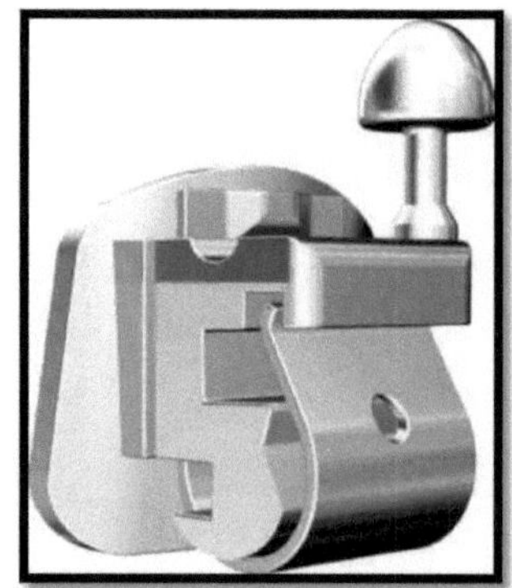

SPEED brackets

3] Suportes Mobil-Lock (1980). Os brackets Mobil-Lock (Forestadent Bernhard Foerster GmbH, Westliche 151 75173 Pforzheim, Alemanha) tinham um came rotativo, que era rodado com uma "chave de fendas", cobrindo assim parte da superfície vestibular da ranhura. O fio podia ser apertado ou solto, consoante o grau de rotação do came. Estes suportes eram bem concebidos para os padrões da época, mas uma grande limitação era a estreiteza da face labial resultante da ranhura. Isto dava um controlo rotacional muito fraco, ao ponto de os brackets dos incisivos superiores terem cames duplas para aumentar a largura efectiva do bracket. Outro problema era a dificuldade de acesso para abrir e fechar os brackets dos pré-molares com a chave de parafusos reta.

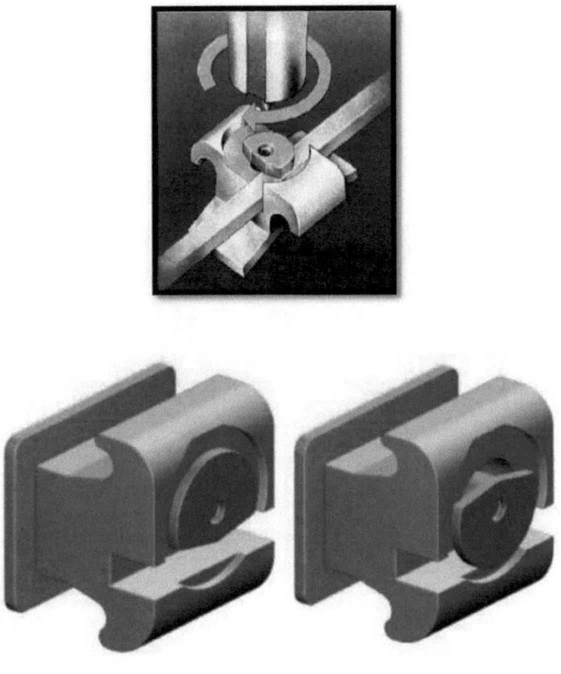

Suporte Mobil-lock nas posições aberta (A) e fechada (B)

4] Braquetes Ativa.4(1986) Os braquetes Ativa (Companhia "A", San Diego, CA) tinham uma lâmina rotativa, o que, portanto, dava um raio interno côncavo à superfície vestibular do slot. Isso aumentou a profundidade efetiva do slot com fios de pequeno diâmetro, diminuindo o alinhamento labiolingual com esses fios. A lâmina foi retida nas extremidades mesial e distal do slot e isso fez com que o braquete fosse mais largo do que a média, o que reduziu o intervalo entre braquetes com as consequentes desvantagens.

Uma vantagem potencial da autoligadura é que o bom controle do fio permite o uso de braquetes mais estreitos e, portanto, uma maior distância entre braquetes e, consequentemente, forças mais baixas e uma maior amplitude de ação com qualquer fio durante a fase de alinhamento. A ausência de asas de amarração era um incómodo na colocação da cadeia elastomérica e a forma pouco familiar da base de ligação inicial tornava o posicionamento dos brackets mais difícil. Finalmente, uma combinação das caraterísticas do desenho reduziu substancialmente a força de ligação. Apesar destas desvantagens substanciais, foi possível tratar com sucesso casos que demonstravam as vantagens agora conhecidas da autoligadura, mas as deficiências do desenho asseguraram que só foram adoptadas por uma minoria de entusiastas.

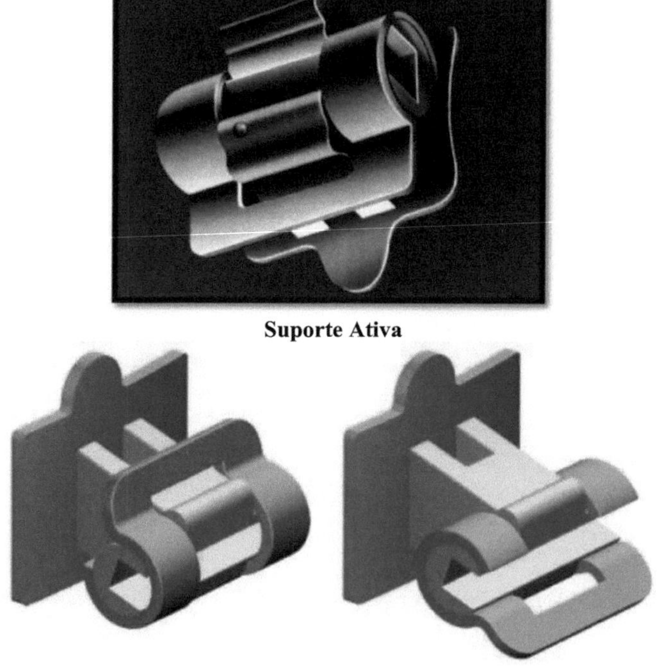

Suporte Ativa

Suporte Ativa nas posições aberta (A) e fechada (B)

5] Suporte Time2 (1996). O braquete Time2 (Adenta GmbH) tem alguns utilizadores entusiastas.

Ele se assemelha superficialmente a um braquete SPEED, mas ao contrário do clipe SPEED, que tem um movimento vertical, o clipe Time gira em posição em torno da asa de amarração gengival e gira em direção à parede oclusal em vez da parede gengival do slot. As primeiras versões sofriam de deslocação dos clips, e foram necessárias alterações importantes mas subtis no desenho do clip para reduzir suficientemente esta tendência e assegurar a sua disponibilidade e sucesso contínuos. Os primeiros exemplos de produção de muitos desenhos autoligáveis necessitaram de modificações significativas. O efeito negativo de tais problemas iniciais com os braquetes autoligáveis tem por vezes impedido a popularidade subsequente, mesmo quando os problemas foram largamente ultrapassados.

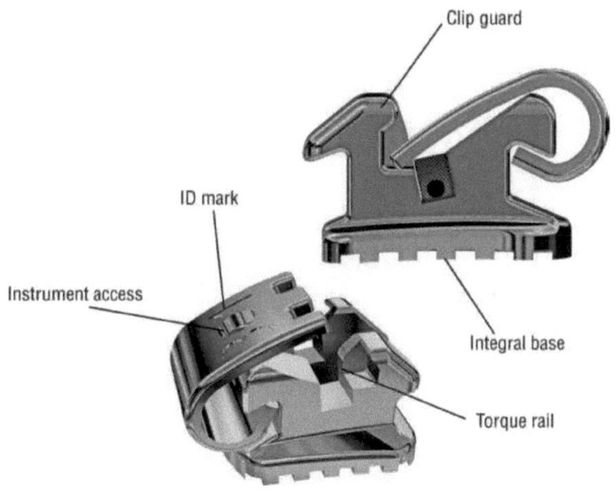

Escalão de tempo2

6] Braquetes Damon SL (1996). Os braquetes Damon SL (Empresa "A", San Diego, CA) também ficaram disponíveis em meados da década de 1990 e tinham uma corrediça que envolvia a face vestibular do braquete. Uma pequena mola de arame em forma de U ficava por baixo da corrediça e encaixava nas duas "protuberâncias" labiais da corrediça para proporcionar posições positivas de abertura e fecho. Estes suportes foram um passo em frente, mas tinham dois problemas significativos - as lâminas por vezes abriam-se inadvertidamente e eram propensas a partir-se. O estudo de Harradine22 quantificou esses problemas. Em 25 casos consecutivos em tratamento por mais de 1 ano, 31 lâminas quebraram e 11 abriram inadvertidamente entre as visitas. Isto comparado com 15 ligaduras elastoméricas quebradas e perdidas em 25 casos consecutivos tratados com braquetes convencionais, então a diferença na fragilidade da ligadura não foi enorme, mas quando um clínico pagou mais por um novo desenho de braquete e a principal caraterística do desenho não é altamente robusta e é suscetível ao manuseio inexperiente de operadores inexperientes, isso tem um efeito negativo definitivo na adoção generalizada desse braquete. No entanto, esses braquetes geraram um aumento substancial na apreciação do potencial da autoligadura.

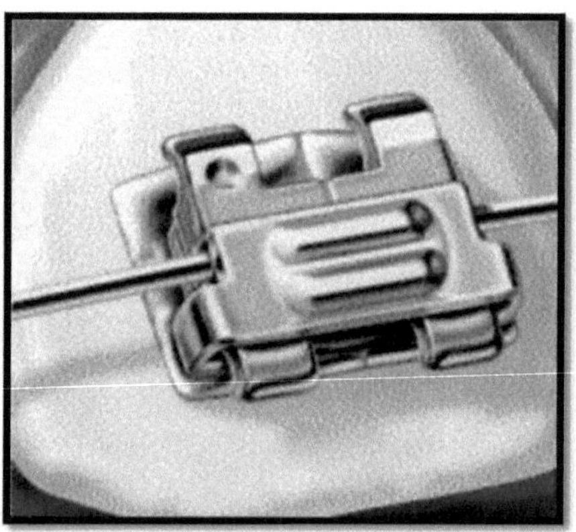

Suportes Damon SL

7] ***Suportes Damon 2 (2000).*** Os suportes Damon 2 (Ormco Corp) foram introduzidos para resolver as imperfeições do Damon SL. Mantiveram a mesma ação de deslizamento vertical e a mola em forma de U para controlar a abertura e o fecho, mas colocaram o deslizamento dentro do abrigo das asas de fixação. Combinados com a introdução do fabrico de moldagem por injeção de metal, que permite tolerâncias mais estreitas, estes desenvolvimentos eliminaram quase completamente a abertura inadvertida da corrediça ou a quebra da corrediça e levaram a uma maior aceleração da utilização da autoligação. No entanto, os suportes não eram imediata e consistentemente muito fáceis de abrir e este aspeto da funcionalidade é importante para o novo utilizador.

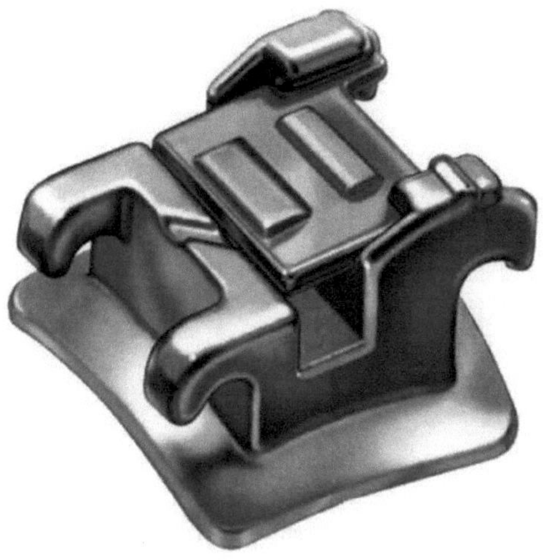

Damon 2 suportes

8] Suportes Damon 3 (2004) e Damon 3 MX (2005). Os suportes Damon 3 e Damon 3 MX (Ormco Corp) têm uma localização e uma ação diferentes da mola de retenção, o que produziu um mecanismo de abertura e fecho muito fácil e seguro. Para além disso, os brackets Damon 3 são semiestéticos. No entanto, os primeiros brackets Damon 3 de produção sofreram três problemas significativos: uma elevada taxa de falha de ligação, separação do metal dos componentes de resina reforçada e fratura das asas de ligação. Todos estes três problemas foram rápida e eficazmente investigados e corrigidos, mas ilustram que continua a ser um desafio significativo para os fabricantes extrapolar da experiência com protótipos de brackets nas mãos de entusiastas qualificados para a produção subsequente em grande escala e para a utilização por relativamente principiantes. É interessante que estas dificuldades iniciais não tenham impedido a adoção entusiástica destes suportes. Isto deveu-se provavelmente ao facto de se ter apreciado muito mais o que a autoligação podia fazer e também à maior disponibilidade dos fabricantes para investirem na procura de soluções. O recentemente lançado bracket Damon D3 MX, totalmente em metal, beneficiou claramente da experiência clínica e de fabrico dos brackets Damon anteriores.

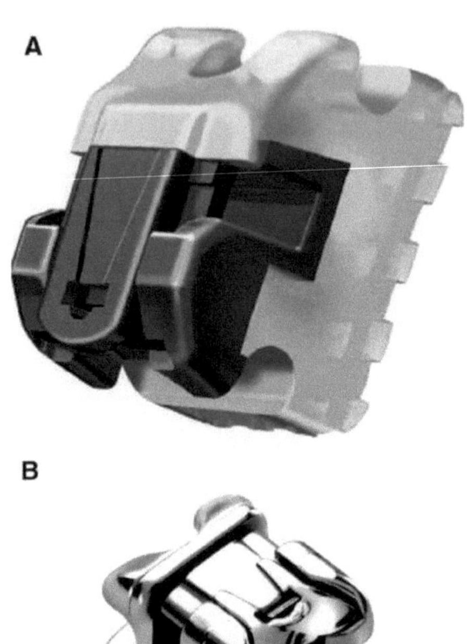

9] Suportes System R (2004). Os braquetes System R (GAC International Inc., 355 Knickerbocker Ave., Bohemia, NY 11716), originalmente chamados de braquetes In-Ovation, são muito semelhantes ao braquete SPEED em termos de conceção e design, mas de configuração dupla com asas de amarração. Em 2002, foram disponibilizados braquetes mais pequenos para os dentes anteriores - In-Ovation R (Reduced, referindo-se à largura reduzida do braquete) e esta largura mais estreita foi eficaz em termos de maior intervalo entre braquetes. O braquete Estes braquetes são um desenho bem sucedido, mas algumas desvantagens relativamente pequenas no manuseamento dos braquetes foram inicialmente aparentes. Alguns braquetes deste tipo são difíceis de abrir e isto é mais comum na arcada inferior, onde a extremidade gengival do grampo de mola é difícil de visualizar. O excesso de compósito no aspeto gengival dos braquetes na arcada inferior pode ser difícil de ver e também pode dificultar a abertura. Da mesma forma, lacebacks, underties e elastómeros colocados atrás do fio estão a competir por espaço com o clip de bracket. Curiosamente, tanto o SPEED quanto o System R e também os *braquetes* similares e recentemente lançados *Quick* (Forestadent Bernhard Foerster GmbH) abordaram esta dificuldade fornecendo um orifício labial ou entalhe no grampo no qual uma sonda ou instrumento similar pode ser inserido para abrir o braquete. A necessidade de adquirir a perícia de abrir um bracket desconhecido pode desanimar o novo utilizador de brackets autoligáveis e estes aperfeiçoamentos mais recentes do método de abertura são um avanço definitivo a este respeito. Estes aperfeiçoamentos são também típicos da melhoria gradual dos brackets autoligáveis, que pode ocorrer sem ser apreciada pelos clínicos que tiveram dificuldades com exemplos de produção anteriores.

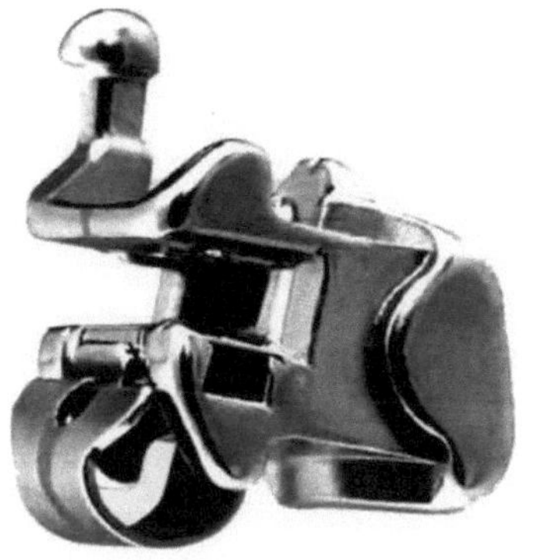

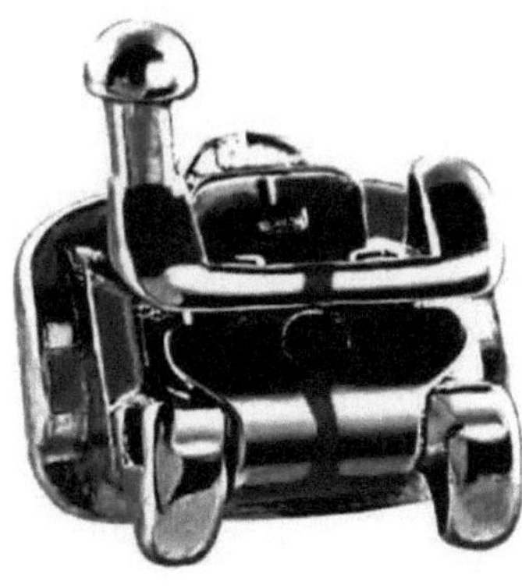

10] Suporte SmartClip (2004). O braquete Smart Clip (3M Unitek 3M Center, St. Paul, MN 55144-1000; Fig. 37) retém o fio através de dois clipes de mola em forma de C em cada lado do slot do braquete. A pressão do instrumento ou do dedo necessária para inserir ou remover um fio não é, portanto, aplicada diretamente ao grampo, mas ao fio, que, por sua vez, aplica a força para defletir os grampos e, assim, permitir a inserção ou remoção do fio. Este mecanismo, portanto, tem que lidar com a facilidade de inserção e remoção através das mandíbulas dos clipes, mas também deve evitar a perda inadvertida de ligadura, tanto para fios pequenos e flexíveis como para fios grandes e rígidos. O projeto tem de encontrar um compromisso difícil entre os melhores requisitos para a vasta gama de fios ortodônticos.[13,19]

Outros grampos de mola, como os dos brackets SPEED e System R com a sua ação vertical, têm um componente de bracket rígido para ajudar a mola a resistir a uma perda de ligação. Tornou-se evidente, com uma utilização clínica mais alargada, que a força necessária para a inserção e remoção de fios grossos de aço inoxidável dos brackets Smart Clip era desconfortavelmente elevada. Uma modificação recente resolveu esta dificuldade diminuindo a rigidez efectiva dos grampos de mola.

Estes exemplos ilustram as dificuldades que têm sido sentidas pelos fabricantes com o objetivo de cumprir os requisitos de um sistema de ligadura ideal. As imperfeições resultantes no design dos braquetes têm, sem dúvida, retardado a adoção dos sistemas de autoligação pelos clínicos. Os desenhos actuais de autoligadura beneficiaram muito da experiência clínica anterior e dos avanços nas técnicas de produção disponíveis, como a moldagem por injeção de metal.

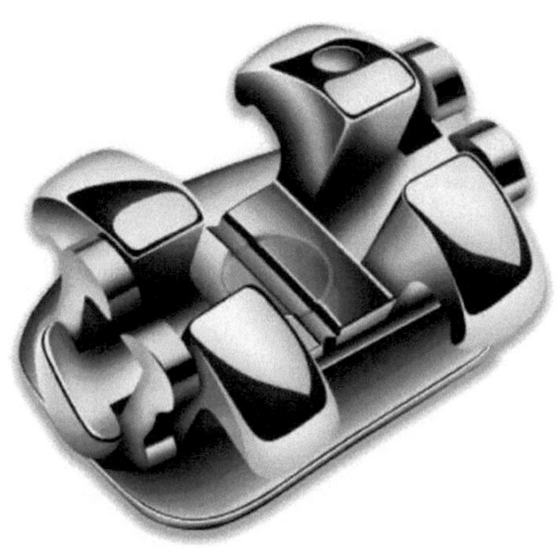

REVISÃO DA LITERATURA

Stolzenberg J (1935)[51(A)] descreveu as vantagens da ligação Russell, primeiro suporte autoligado

1. Permite a remoção e inserção simples do aparelho.

2. A ranhura pode ser utilizada para arame redondo até 0,022 polegadas, ou arame plano retangular até 0,022 x 0,028 polegadas.

3. Uma simples volta da chave permite a fixação ou a libertação do fio através da manipulação da porca roscada.

4. Não é incómodo.

5. Tem um orifício no centro vertical para ligaduras.

6. Pode ser utilizado para o movimento universal dos dentes.

Stolzenberg J (1946)[51(B)] relatou e demonstrou a eficiência e os valores da precisão e das qualidades de poupança de tempo do acessório Russell. Segundo ele, o acessório Russell exigia menos tempo e esforço em comparação com outras técnicas de arcada labial. O autor considerou que, em muitos casos, o attachment Russell reduziu o tempo de operação na cadeira em 50% ou mais, em comparação com outros attachments. Também discutiu várias situações clínicas em que a fixação Russell poderia ser facilmente utilizada.

Hanson G H (1980)[52] descreve os vários componentes do braquete SPEED original: corpo do braquete, grampo de mola e bases de ligação de malha de alumínio especialmente moldadas. SPEED significa "Spring- Loaded Precision Edgewise Energy and Delivery" (energia e fornecimento de precisão com mola). De acordo com Hanson, o bracket SPEED pode poupar até 5 minutos/troca de arcada e permite um elevado grau de precisão no controlo tridimensional do movimento dentário, que é bem adequado para a mecânica de deslizamento e que tem a capacidade de armazenar grandes quantidades de energia para libertar a um ritmo lento.

Drcscher D, Bourauel C e Schumacher HA (1989)[36] estudaram o efeito do material do fio, tamanho do fio, largura do braquete e resistência biológica na magnitude do atrito. Verificou-se que os seguintes factores afectam o atrito na interface braquete-arco, por ordem decrescente - resistência biológica, rugosidade da superfície do fio, tamanho do fio, largura do braquete e propriedades elásticas. Concluíram que a força efectiva tem de aumentar duas vezes para ultrapassar o atrito utilizando aço inoxidável e um aumento de seis vezes para ultrapassar o atrito com titânio beta.

Maijer R e Smith DC (1990)[11] mediram o tempo clínico necessário para a troca de fios nos sistemas de braquetes autoligáveis e convencionais. Eles descobriram que um ortodontista experiente levava mais que o triplo do tempo necessário para remover e amarrar uma arcada completa, em comparação com o aparelho autoligado.

Berger JL (1990)[53] realizou um estudo para comparar o nível de força necessário para mover quatro arcos distintos numa distância semelhante através de quatro sistemas de braquetes convencionais e do braquete SPEED. Os resultados demonstraram uma redução altamente significativa no nível de força necessário para mover cada um dos quatro fios a uma distância padrão através do braquete autoligado SPEED, quando comparado com os sistemas de braquetes convencionais elastoméricos e com ligadura de aço. O nível mais baixo da força aplicada sugere um sistema quase sem atrito.

Bednar e Gruendeman (1993)[22] realizaram um estudo invitro para avaliar os efeitos da largura do braquete e da técnica de ligadura na produção de momento do braquete convencional e autoligado durante a rotação axial, utilizando braquetes de incisivos centrais. O resultado do estudo sugeriu que a ligadura com braquetes de aço produziu maiores momentos em comparação com os braquetes de elastómero, com um rácio médio de 2,5:1, seguido da auto-ligadura. Verificou-se que tanto a largura do braquete como as técnicas de ligadura afectaram significativamente a produção de momentos, mas a técnica de ligadura teve maior influência do que a largura do braquete. Os braquetes autoligáveis produziram a menor força na maior amplitude de rotação axial.

Berger JL (1994)[54] descreveu uma alternativa económica à substituição do grampo de mola do suporte SPEED, no caso de o grampo de mola estar deformado. Foi descrita uma técnica de cinco passos através da qual o grampo de mola pode ser substituído por um novo. Concluiu-se que se trata de uma alternativa ergonómica à substituição do suporte SPEED.

Shivapuja PK e Berger J (1994)[26] realizaram um estudo para avaliar e comparar o bracket autoligável e o bracket convencional, tanto do ponto de vista in-vitro como através de medições clínicas e observações subjectivas. Foi constatado que os braquetes sem ligadura atendem a duas importantes preocupações. Os autores verificaram uma diminuição da resistência à fricção, bem como uma diminuição do tempo de remoção e inserção do fio. Eles concluíram que os sistemas de braquetes autoligáveis são vantajosos, pois ajudam a manter a cavidade oral limpa, ao contrário dos braquetes convencionais, e eliminam qualquer chance de laceração dos tecidos moles, tanto para o paciente quanto para o ortodontista.

Sims, Waters, & Birnie (1994)[38] testaram o atrito em três braquetes, nomeadamente Ativa, Minitwin, & braquetes edgewise standard, utilizando fio retangular de 0.018 x 0.025 polegadas. Os resultados mostraram que os braquetes Ativa produziram consistentemente menos atrito do que os outros braquetes atados convencionalmente. Os braquetes Minitwin foram ligeiramente mais resistentes ao movimento do que os braquetes standard durante o torque, mas o inverso foi encontrado quando a ponta foi aplicada. O aumento da ponta e do binário produziu aumentos quase lineares no atrito para todos os suportes, embora o aumento da ponta tenha tido um efeito mais profundo no atrito, particularmente nos suportes Ativa.

Harradine TN e Birnie DJ (1996)[55] discutiram as vantagens e desvantagens dos braquetes autoligáveis Ativa no que respeita às forças de fricção entre os fios e estes braquetes. As principais vantagens clínicas resultam da combinação invulgar de fricção muito baixa e excelente controlo do encaixe do fio. De acordo com os autores, os potenciais benefícios são o rápido alinhamento de dentes muito irregulares, menores requisitos de ancoragem e facilitação da mecânica de deslizamento. Vários problemas surgem da falta de familiaridade de um braquete sem asas de ancoragem, mas a desvantagem mais significativa que eles encontraram foi a taxa de falha de ligação que foi maior do que com braquetes convencionais do mesmo fabricante.

Nigel TN e Birnie JD (1996)[55] estudaram o atrito em braquetes padrão pré-ajustados de aço inoxidável, braquetes Ativa e braquetes SPEED em combinação com cinco tamanhos diferentes de fios. Eles descobriram que os braquetes Ativa produziram o menor atrito para todos os fios testados. Os brackets SPEED com fios redondos mostraram pouca força de fricção, enquanto os fios rectangulares deram origem a forças mais elevadas. Diferentes métodos de ligadura foram comparados quanto ao seu efeito na fricção estática. A ligadura com ligaduras soltas ou módulos esticados reduziu as forças de fricção em brackets standard de fio reto, sendo a redução maior para os fios redondos.

Voudouris JC (1997)[56] conduziu uma investigação clínica invitro e in vivo, na qual comparou três braquetes edgewise gémeos interactivos com três braquetes gémeos convencionais. Chegou à conclusão de que houve uma redução significativa na resistência ao atrito em todos os três braquetes edgewise duplos interactivos. Isso se deveu principalmente ao menor coeficiente de atrito e a uma força de assentamento reduzida contra o fio. Este atrito reduzido produziu pequenas deflexões do fio entre braquetes, ideal para correcções de rotação precisas sem sobrecarregar a ancoragem. Ele encontrou uma redução significativa no tempo necessário para mudanças de arco, melhorando a gestão do tempo clínico. Uma vez que é uma técnica sem ligaduras, ajudou a melhorar a higiene dos brackets, ao contrário das ligaduras convencionais que retêm a placa bacteriana. No caso de ser necessário um aumento seletivo da fricção, os gémeos interactivos podem ser utilizados como gémeos convencionais.

Readward GE, Jones SP e Davies EH (1997)[57] efectuaram um estudo para investigar a resistência à fricção estática de três sistemas de braquetes autoligáveis: Ativa, Mobil - lock e SPEED; e comparou-os com o Ultratrimm convencional de aço inoxidável, usando diferentes arcos em várias angulações, tanto em condições secas como húmidas. Os resultados demonstraram que, para 00 angulações com fio 0.020, os braquetes autoligáveis demonstraram uma resistência ao atrito significativamente menor em comparação com um braquete convencional, tanto em condições húmidas como secas. Segundo eles, as resistências de atrito produzidas quando se utilizaram fios de 0,021 x 0,025 polegadas em diferentes braquetes foram menos significativas estatisticamente. O aumento das angulações resultou num aumento da resistência à fricção, com os brackets Ativa a demonstrarem a maior resistência a 5^0 angulações.

Voudouris JC (1997)[20] descreveu sete princípios de aplicação clínica relativamente aos brackets gémeos interactivos, todos eles demonstrando a eficiência temporal destes brackets

1. Fluxo do arco - descreve a mecânica de fluxo do braquete interativo junto com o arco e a deriva distal do próprio arco inicial. De acordo com essa mecânica, a distalização do canino pode ser alcançada usando uma leve força de retração do gancho do braquete cúspide sozinho, ou para os ganchos do arco anterior. Os gêmeos interativos também produzem um fluxo distal livre, tornando a autorrotação inicial menos restrita e a deriva distal dos dentes mais eficiente. Diz-se que o arco que se move distalmente tem um "efeito roda d'água".

2. Acculock - O braço de precisão bloqueia com precisão o fio dentro da ranhura do bracket twin interativo, ao contrário da ligadura convencional em que as ligaduras metálicas ou os elastómeros esticados podem fazer com que um fio deslocado apanhe os bordos labiais da ranhura, comprometendo o controlo do movimento dentário.

3. Autoseat - O assentamento automático do fio ao longo da base da ranhura é responsável por uma força contínua leve que ajuda no tratamento.

4. Flexibilidade do arco - A baixa fricção do braço de precisão em aço inoxidável, resiliente e flexível, é responsável pela redução das deflexões do fio entre braquetes, o que ajuda a efetuar movimentos dentários tridimensionais mais precisos. O corpo largo do braquete duplo ajuda ainda mais na correção da rotação, produzindo movimentos de rotação eficazes.

5. *Conservação da ancoragem* - A baixa fricção dos brackets duplos interactivos permite a aplicação de forças leves e consistentes para uma mecânica de fluxo eficiente durante, o que, por sua vez, reduz a perda de ancoragem posterior.

6. *Asepsia* - O braço de precisão está integrado no corpo do bracket, contribuindo assim para a prevenção da descoloração do esmalte e da inflamação gengival.

7. *Adaptação* - Este princípio relaciona-se tanto com o acabamento ortodôntico como com a dinâmica da equipa. No acabamento, os elásticos verticais sobre as asas de amarração abertas trabalharão com os gémeos interactivos de baixa fricção e precisão para proporcionar uma excelente adaptação dentária e uma interdigitação oclusal ideal.

Os autores concluíram, assim, que os gémeos interactivos demonstraram uma melhoria significativa na eficácia clínica e na eficiência temporal em comparação com os brackets gémeos convencionais. Também se verificou que melhoram a higiene oral e o conforto do paciente. Neste estudo, Kapur et al (1998) compararam a força de fricção cinética utilizando 20 brackets Damon SL com um número igual de brackets Mini-twin, utilizando fios de aço inoxidável de 0,018" x 0,025" e 0,019" x 0,025". Os resultados mostraram forças de fricção cinética significativamente mais baixas para o braquete Damon SL do que para o braquete Mini - Twin com ambos os fios. O autor afirmou que a razão para a diminuição do atrito pode ser o facto de os fios ficarem passivos na ranhura, reduzindo a componente normal da força. Embora ambos os suportes sejam fabricados em aço inoxidável 17-4 PH, o suporte Damon SL é fabricado por moldagem por injeção de metal, enquanto o Mini-Twin é fabricado por fundição de investimento. Por isso, o suporte Damon SL tem um pormenor de superfície mais suave.

Pizzoni L, Ravnholt G e Melsen B (1998)[30] investigaram o atrito de braquetes autoligáveis e fios de titânio beta em comparação com configurações convencionais. Os resultados mostraram que os fios redondos tinham um atrito mais baixo do que os fios rectangulares, os fios de titânio beta tinham um atrito nitidamente mais elevado do que os fios de aço inoxidável e o atrito aumentava com as angulações para todas as combinações de braquetes/fios. Os braquetes autoligáveis apresentaram um atrito nitidamente inferior ao dos braquetes convencionais em todas as angulações e os braquetes autoligáveis, fechados pela tampa de um desenho convencional, apresentaram um atrito significativamente inferior ao dos braquetes autoligáveis fechados com uma mola.

Damon DH (1998)[8] descreveu as várias vantagens do braquete autoligável Damon. Segundo ele, o movimento dos dentes é mais rápido, o que leva a uma redução do tempo total de tratamento e a um controlo mais preciso do movimento dos dentes, melhorando assim a qualidade do tratamento e do acabamento. O número de visitas ao consultório dentário, bem como o tempo de consulta, também é bastante reduzido, melhorando assim a eficiência e a rentabilidade da clínica. Tudo isto se deve, segundo ele, à redução da fricção.

Heiser W(1998)[5] estudou o braquete Time, que segundo ele era superior aos braquetes convencionais. O autor concluiu que o elevado atrito dos brackets convencionais dificultava o controlo da força necessária para a movimentação dentária. O autor constatou que é necessária uma força de 1,17 N para puxar um fio redondo de NiTi de 0,014" através de um braquete convencional, em comparação com 0,01 N para os braquetes Time e Damon SL. No caso do fio de aço inoxidável de 0,019" x 0,025", a força foi de 2,25N com o bracket convencional, 0,75N com o bracket Time e 0,07N com os brackets Damon SL. Segundo ele, o controlo do torque pode ser alcançado no início do tratamento, ao contrário de outros brackets em que é necessário adicionar torque adicional ao fio. Não ocorrem rotações indesejadas durante a retração porque os grampos de mola e as forças leves controlam quaisquer tendências de rotação. Os benefícios adicionais das forças leves incluem menos reabsorção radicular e menos stress na ATM devido ao extenso desgaste elástico. O controlo precoce do binário através dos grampos de mola interactivos permitiu terminar o tratamento mais cedo. O sistema de colocação de coroas tornou a colagem mais fácil e precisa, e os grampos de mola tornaram as mudanças de fio mais rápidas. As vantagens do sistema Time foram a redução do tempo de tratamento e do tempo de cadeira.

Loftus BP, Artun J, Nicholls JI, Todd A e Stoner JA (1999)[35] avaliaram o atrito em aço inoxidável convencional, cerâmica convencional, cerâmica com inserção de aço inoxidável e braquetes Damon SL. Os resultados mostraram que as forças de fricção com braquetes autoligáveis, braquetes convencionais de aço inoxidável e braquetes de cerâmica com inserções de aço inoxidável eram semelhantes. Os autores sugeriram que os braquetes autoligáveis, na maioria dos estudos, apresentavam atrito reduzido, o que se devia ao facto de o encaixe total do fio ser inerente a estes braquetes, reduzindo assim o potencial para movimentos dentários indesejados. Sugeriram que a diferença nos resultados reflectia a diferença no erro do método devido à montagem imprecisa dos modelos na máquina de testes e também que outros estudos não reflectiam com precisão a situação clínica.

Hanson GH (1999)[47] descreveu vários usos clínicos do aparelho SPEED. Os tubos auxiliares permitem a fixação de ganchos elásticos tanto pela mesial quanto pela distal. Hanson afirmou que é possível atingir vários objectivos em simultâneo, como a aplicação de um torque radicular labial nos caninos, enquanto se intruduzem os incisivos. O fio elastomérico pode ser inserido na ranhura auxiliar depois de ser inserido no espaço de mola de um braquete aberto.

Berger J (2000)[18] descreveu vários braquetes autoligáveis, começando com o "Russell Attachment" do Dr. Jacob Stolzenberg no início da década de 1930. Este braquete tinha um parafuso de cabeça chata encaixado numa abertura circular roscada na face do braquete. O afrouxamento do parafuso permitia a translação do corpo com um fio redondo, enquanto o aperto facilitava o torque da raiz com um fio retangular ou quadrado.

Em 1971, o Dr. Jim Wildman desenvolveu o braquete Edgelok, que tinha um corpo redondo com uma tampa deslizante labial rígida. Este foi o primeiro bracket autoligável passivo.

Em 1973, Franz Sandier, da Alemanha, desenvolveu o Mobil-Lock, que requer uma ferramenta especial para rodar o disco labial semi-circular para a posição aberta ou fechada. Em 1976. O Dr. Herbert Hanson introduziu o aparelho SPEED.

Em 1986. O Dr. Erwin Pletcher introduziu os brackets Ativa. Este bracket tinha um braço curvo inflexível que rodava oclusivamente à volta do corpo cilíndrico do bracket.

Em 1995. O Dr. Wolfgang Heiser, da Áustria, concebeu o suporte TIME.

Em 1998, o Dr. Jim Wildman introduziu o braquete Twinlock. A sua corrediça plana e retangular, alojada entre as anilhas de um bracket duplo de extremidade, é movida oclusalmente para a posição de abertura da ranhura com um escalador universal.

Em 1996 e 1999, o Dr. Dwight Damon introduziu o Damon SL I e o Damon SL II, ambos braquetes gémeos edgewise. A diferença entre as duas gerações é que o Damon SL I tem uma cobertura labial que se estende sobre as asas de fixação, enquanto o Damon SL II incorpora uma corrediça plana e retangular entre as asas de fixação. A corrediça move-se incisalmente nos braquetes maxilares e gengivalmente nos mandibulares.

Dois estudos foram conduzidos por **Berger J e Byloff FK (2001)**[58] para descobrir a eficiência clínica dos braquetes autoligáveis. Os resultados destes estudos sugeriram que a autoligadura é uma técnica de tratamento económica, que é mais eficiente na redução da fricção e proporciona mais conforto ao paciente. Verificou-se que, com o bracket SPEED, era possível poupar uma hora por dia num dia de trabalho de sete horas. Esta técnica também reduziu os custos de esterilização, uma vez que são utilizados menos instrumentos, e também reduziu a necessidade de pessoal adicional

Thorstenson GA e Kusy RP (2001)[29] estudaram a resistência ao deslizamento de braquetes autoligáveis passivos em comparação com pares de braquetes e arcos convencionais que são ligados por fios de ligadura inoxidáveis em angulações de segundo grau, tanto em estado de saliva seca como húmida. Verificou-se que os braquetes autoligáveis exibem uma resistência insignificante ao deslizamento, devido à falta de força de ligação. O braquete convencional, por outro lado, exibiu maior resistência ao deslizamento, porque esta foi influenciada pela ligação elástica, fricção clássica e entalhe físico, em contraste com os braquetes autoligáveis, cujos valores de resistência ao deslizamento foram influenciados apenas pela ligação elástica. Os valores de resistência ao deslizamento dos braquetes autoligáveis no estado aberto amarrados com fio de ligadura foram comparáveis aos dos braquetes convencionais.

Thorstenson GA e Kusy RP (2002)[28] investigaram a resistência ao deslizamento de três braquetes autoligáveis diferentes com deslizamentos passivos e três com grampos activos. A resistência ao deslizamento acima e abaixo dos ângulos de contacto críticos para cada combinação foi determinada nos estados seco e húmido para angulações de segunda ordem. Os autores verificaram que, quando a angulação de segunda ordem era inferior ao ângulo crítico (região passiva), a resistência ao deslizamento dos braquetes autoligáveis passivos era insignificante, independentemente do estado da saliva, ao passo que, para os braquetes autoligáveis activos, os valores da resistência ao deslizamento aproximavam-se de 12-47 cN no estado seco e de 22-54 cN no estado húmido. Para as angulações de segunda ordem maiores que o ângulo crítico, houve ligação elástica, que contribuiu para a resistência ao deslizamento, que foi diretamente proporcional ao grau de angulação.

Macchi A, Tagliabue A, Levrini L e Trezzi G (2002)[59] descreveram as aplicações dos braquetes autoligáveis linguais. Estes podem ser colados diretamente nas superfícies linguais dos dentes. Com este bracket, apenas são possíveis movimentos de ordem 1st e 2nd, uma vez que os brackets não têm ranhuras. Existem quatro tipos de braquetes Philippe - um gémeo médio padrão, um braquete estreito de asa única para incisivos inferiores, um gémeo grande e um braquete de três asas para fixação de elásticos intermaxilares e aplicação de movimentos simples de 3rd ordem.

Hain M, Dhopatkar A e Rock P (2003)[60] investigaram o efeito do método de ligadura na fricção em mecânica de deslizamento. Os novos módulos elastoméricos slick foram comparados com módulos não slick, ligaduras de aço inoxidável e os brackets autoligáveis SPEED. Os resultados mostraram que os módulos slick lubrificados com saliva reduziram o atrito em 60%. Os brackets SPEED produziram o menor atrito em comparação com os convencionais de aço inoxidável e cerâmica com inserção de aço inoxidável.

Mah E, Bagby M, Ngan P e Durkee M (2003)[45] compararam a resistência ao atrito entre dois braquetes autoligáveis (Damon System II e In-Ovation) e dois braquetes convencionais (Minitwin e Transcend 6000) quando foram aplicados momentos variáveis na interface braquete-fio. Eles descobriram que os braquetes Damon II produziam menos atrito dinâmico e, em geral, os braquetes autoligáveis demonstravam menos atrito estático, cinético e dinâmico do que os braquetes convencionais.

Redlich M, Mayer Y, Harari D e Lewinstein I (2003)[61] avaliaram os três atritos durante a mecânica de deslizamento de seis braquetes diferentes, nomeadamente NuEdge, Synergy, Discovery, Friction Free, TIME e Omni Arch acoplados a três fios de arco. Os autores constataram que os braquetes Friction Free apresentaram o menor atrito e os braquetes TIME o maior atrito. Os autores concluíram que nem todos os brackets proporcionam uma redução do atrito, apesar de os fabricantes o afirmarem.

Vittorio C, Maria S, Andrea R, Andrea S, Catherine K e Ferdinando A (2003)[39] compararam o nível de resistência à fricção gerado entre o braquete autoligado de aço inoxidável (Damon SL II), o braquete autoligado de policarbonato (Oyster) e o aço inoxidável convencional (Victory Series) com três ligas de fio diferentes. Os autores concluíram que o Damon SL II produzia menos resistências de fricção estática e dinâmica do que os braquetes Oyster e Victory. A razão que sugeriu é que a tampa autoligada não pressiona contra o fio e, quando a tampa está fechada, a ranhura é convertida num tubo.

Turnbull NR e Birnie DJ (2007)[62] avaliaram a velocidade relativa das trocas de fios, comparando braquetes autoligáveis com métodos convencionais de ligadura elastomérica, e avaliaram isso em relação ao estágio do tratamento ortodôntico representado por diferentes tamanhos e tipos de fios. Métodos: O tempo necessário para remover e ligar os fios de 131 pacientes consecutivos tratados com braquetes autoligáveis ou convencionais foi avaliado prospectivamente. A principal medida de resultado foi o tempo para remover ou colocar ligaduras elastoméricas ou abrir/fechar braquetes autoligáveis para 2 grupos de pacientes com aparelhos fixos: Damon2 e um braquete convencional mini-twin. Foram investigados os efeitos relativos de vários tamanhos de fios e materiais nos tempos de ligadura. Verificaram que os brackets D2 SL tinham tempos médios de ligadura de fios significativamente mais rápidos, tanto para colocar como para remover fios, em comparação com o sistema Orthos convencional. A ligação dos fios foi duas vezes mais rápida com o sistema D2. A poupança média de tempo foi de quase 1,5 minutos de atividade clínica por contacto com o paciente. Em termos de tempo clínico, os brackets SL são mais eficientes para a maioria dos tamanhos de fio e, portanto, na maioria das fases do tratamento ortodôntico. No entanto, a melhoria no tempo de ligadura tornou-se mais acentuada e estatisticamente significativa para os tamanhos maiores de fio usados mais tarde no tratamento. Portanto, tanto o tipo de braquete quanto o tamanho do fio parecem ser preditores significativos da velocidade de ligadura e do tempo de cadeira.

Hamilton et al (2008)[63] publicaram um estudo in-vivo de longo prazo no Australian Orthodontic Journal, comparando braquetes autoligáveis activos e braquetes pré-ajustados convencionais. O seu foco foi a eficiência dos sistemas de braquetes utilizados por clínicos experientes numa clínica privada especializada. Este estudo foi uma análise retrospetiva de casos de 800 pacientes tratados por um ortodontista com mais de 20 anos de experiência. O Grupo 1 incluiu 400 pacientes tratados consecutivamente com braquetes ortodônticos convencionais, pré-ajustados e de asa única (3M

Unitek), com tratamento iniciado em 1995. O Grupo 2 incluiu 400 pacientes tratados consecutivamente com braquetes autoligáveis activos (InOvation), com início em 2002, pelo mesmo profissional. Foram registados o tempo total de tratamento, o número de consultas, os intervalos entre consultas, a quebra e o número de consultas não programadas. Os autores concluíram que o aparelho autoligável ativo não oferecia qualquer vantagem mensurável no tempo de tratamento. Os pacientes passaram quantidades comparáveis de tempo em arcos retangulares e redondos. O número de braquetes descolados e outras visitas de emergência foi significativamente maior nos pacientes tratados com braquetes autoligáveis.

Pandis N, Eliades T, Partowi S e Bourauel C (2008)[42] analisaram as condições periodontais dos dentes anteriores mandibulares em pacientes com braquetes convencionais e autoligáveis. Nesta investigação de coorte prospetiva bem desenhada, 50 pacientes foram designados para o mesmo protocolo de tratamento, mas um grupo tinha braquetes convencionais e o outro braquetes autoligáveis (In-Ovation-R). O tempo médio de acompanhamento foi de 18 meses, e ambas as coortes foram examinadas quanto ao índice de placa, índice gengival, índice de cálculo e profundidades de sondagem. Sob as condições deste estudo, os braquetes autoligáveis não tiveram nenhuma vantagem sobre os braquetes convencionais no que diz respeito ao estado dos tecidos periodontais dos dentes anteriores mandibulares.

Scott P, DiBiase AT, Sherriff M e Cobourne MT (2008)[64] distribuíram aleatoriamente 62 indivíduos por sistemas de brackets ortodônticos autoligáveis e convencionais. O objetivo era comparar a eficiência do alinhamento dos brackets Damon3 e dos sistemas de brackets convencionais Synthesis para tratar pacientes com 5 a 12 mm de irregularidade dos incisivos inferiores, num protocolo que incluía a extração dos primeiros pré-molares. As suas conclusões mostraram que os brackets autoligáveis activos pareciam não oferecer vantagens mensuráveis no tempo de tratamento, número de visitas e tempo gasto no alinhamento inicial em relação ao sistema de brackets convencional utilizado. Os braquetes autoligáveis Damon3 não foram mais eficientes do que os braquetes pré-ajustados convencionais para alcançar o alinhamento dos dentes...

Pellegrini P, Sauerwein R, Finlayson T, McLeod J, Covell DA, Maier T et al (2009)[65] da Universidade de Oregon, apresentou recentemente os resultados de um estudo concebido para enumerar e comparar as bactérias da placa bacteriana em torno de 2 tipos de braquetes, os autoligáveis e os convencionais com elastómeros, durante um período de 5 semanas de tratamento. Utilizaram um desenho de boca dividida e bioluminescência de trifosfato de adenosina para quantificar a carga bacteriana durante o tratamento ortodôntico. Os seus resultados indicam que os aparelhos autoligáveis promovem uma menor retenção de bactérias, incluindo estreptococos, em comparação com os aparelhos que dependem de ligaduras elastoméricas.

Pandis N, Eliades T, Partowi S e Bourauel C. Forças exercidas por medicamentos convencionais e braquetes auto-ligáveis durante correcções simuladas de primeira e segunda ordem. Am J Orthod Dentofac Orthop 2008; 133: 738-42

Pandis N, Eliades T, Partowi S e Bourauel C (2009)[42] investigaram o tempo que demorou a alinhar os incisivos mandibulares em 54 pacientes que foram aleatoriamente designados para receber o braquete autoligável Damon2 ou um braquete edgewise convencional, ambos com ranhuras de braquete de 0,022". Todos os pacientes tinham um índice de irregularidade superior a 2 mm na mandíbula e foram tratados sem extração. No geral, não houve diferença no tempo necessário para corrigir o apinhamento mandibular. No entanto, quando o apinhamento moderado (<,5 mm) e severo (>,5 mm) foram examinados separadamente, os braquetes autoligáveis corrigiram o apinhamento moderado 2,5 vezes mais rápido do que os aparelhos convencionais. Esta diferença foi insignificante para os pacientes com o apinhamento mais severo. Houve um aumento da proclinação dos incisivos inferiores associado à correção do apinhamento em ambos os grupos de brackets.

Fleming et al (2009)[66] compararam os efeitos de um sistema de braquetes autoligáveis (SmartClip) e de um braquete edgewise convencional (Victory) para alinhar os incisivos e melhorar as alterações transversais da dimensão do arco mandibular ao longo de 30 semanas. Um total de 66 pacientes foram inscritos e distribuídos aleatoriamente pelos grupos de tratamento. Durante o período estudado, o tipo de braquete teve pouco efeito na inclinação dos incisivos, alterações posicionais, largura intercaninos ou outras dimensões da arcada. Os autores concluíram que, no geral, houve pouca diferença no padrão de alinhamento e nivelamento da arcada entre os dois sistemas de aparelhos.

Fleming PS e Johal A (2010)[66] avaliaram as diferenças clínicas em relação ao uso de braquetes autoligáveis em ortodontia. Foram pesquisadas bases de dados electrónicas; não foram aplicadas restrições relacionadas com o estado da publicação ou a língua de publicação. Foram selecionados ensaios clínicos randomizados (ECRs) e ensaios clínicos controlados (ECCs) que investigaram a influência do tipo de braquete na eficiência do alinhamento, na experiência subjetiva de dor, na taxa de falha da colagem, nas alterações dimensionais do arco, na taxa de fechamento do espaço ortodôntico, nos resultados periodontais e na reabsorção radicular. Ambos os autores estiveram envolvidos na seleção dos estudos, avaliação da validade e extração de dados. As discordâncias foram resolvidas por discussão. Seis ECRs e 11 CCTs foram identificados. A meta-análise da influência do tipo de braquete na experiência subjectiva de dor não conseguiu demonstrar uma vantagem significativa para qualquer tipo de aparelho. Concluiu-se que não existe evidência de alta qualidade suficiente para apoiar o uso de aparelhos ortodônticos fixos autoligáveis em relação aos sistemas convencionais ou vice-versa.

SISTEMAS ACTUAIS DE SUPORTES AUTO-LIGÁVEIS

AVALIAÇÃO DOS SUPORTES DE LIGAÇÃO AUTO ACTUALMENTE DISPONÍVEIS

Sistema SPEED

Hanson em 1975,[3,67] · Berger combinou o aparelho Angles edgewise com o seu próprio conceito de desenvolver um aparelho dinâmico e auto-ligante. O resultado foi um desenho com mola, auto-ajustável, que possuía a qualidade única de reter e influenciar ativamente o controlo do fio de arco dentro da ranhura do fio de arco. Este desenho é atualmente conhecido como o aparelho SPEED (Strite Industries Ltd., Ontário, Canadá).

Design de aparelhos SPEED

Cada acessório SPEED é composto por quatro componentes: um corpo de bracket, um clip de mola permanentemente instalado, um adaptador in-out e uma base de ligação de malha de alumínio. Embora os encaixes SPEED sejam semelhantes na aparência, são concebidos exclusivamente para cada dente correspondente. [68,53]

O corpo do suporte:

O aparelho SPEED utiliza um corpo de braquete único e estreito. O desenho do corpo difere ligeiramente em largura entre os dentes anteriores e posteriores. O braquete SPEED sempre existiu na forma estreita para os incisivos, mas o corpo posterior, ligeiramente mais largo, agora apresenta um gancho miniaturizado em forma de cogumelo que se projeta nitidamente da gengiva distal de cada corpo do braquete. Este gancho é uma progressão natural do gancho duplo da Série E, posicionado gengivalmente, que por si só foi uma modificação de design para ajudar a minimizar o uso de ganchos auxiliares de braquetes com o braquete SPEED padrão.[67,19]

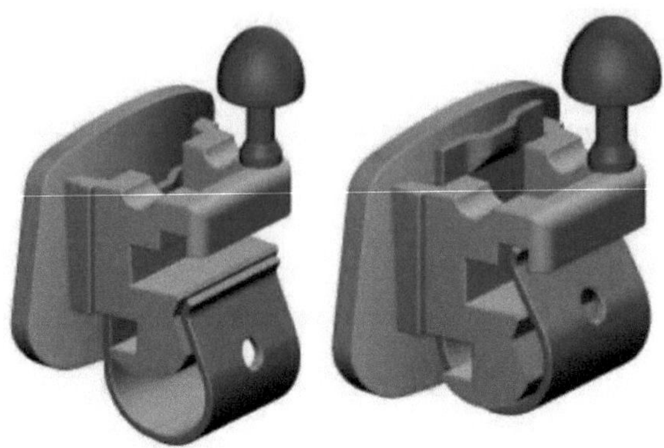

Suporte SPEED nas posições aberta (A) e fechada (B)

O corpo do braquete maquinado com precisão tem um design com várias ranhuras, sendo as três principais ranhuras horizontais compostas por uma ranhura para o fio do arco pré-torcido, uma ranhura auxiliar e uma ranhura para o retentor da mola. A ranhura do fio de arco está disponível em 0,018 x 0,025 polegadas ou 0,022 x 0,028 polegadas e pode acomodar fios de arco redondos, rectangulares, quadrados ou em forma de SPEED.

O slot auxiliar quadrado de 0,016 polegadas foi projetado para acomodar uma variedade de ganchos pré-formados para uso com elásticos. Além disso, esta ranhura alarga a gama de mecânicas de tratamento disponíveis para os utilizadores do SPEED com a sua capacidade de alojar qualquer configuração de fios de arco segmentar. Alternativamente, uma ligadura ou fio elastomérico pode ser introduzido através do slot auxiliar e então amarrado ao fio do arco. Para dentes deslocados lingualmente, esta abordagem tende a minimizar a tensão excessiva do fio do arco ou do periodonto[3] .

A ranhura do retentor da mola foi incorporada no design do corpo do SPEED para alojar a ponta recurvada do grampo da mola.[54] Esta ranhura é suficientemente profunda e moldada com um rebordo exterior para alojar com segurança o grampo da mola durante as tensões transitórias mais severas.

O Clip da primavera:

O componente mais identificável do braquete SPEED é o exclusivo clipe de mola flexível em forma de rolo. Este clip de mola altamente resistente abre e fecha verticalmente para permitir a remoção e inserção do fio do arco e, por isso, substitui a braçadeira de aço ou elastomérica utilizada nos brackets convencionais como meio de ligação. A sua forma evoluiu para eliminar qualquer possibilidade de libertação acidental do fio do arco através da incorporação de uma ponta recurvada.[69] Este redesenho é um resultado direto da flexibilidade inerente do grampo de mola e não deve ser confundido com a oportunidade de usar fios de arco com um alto nível de força. Isto só tenderia a sobrecarregar o grampo de mola e reduzir significativamente o seu modo de ação.

Este desenho de mola à prova de fuga também permite o encaixe e a retenção de fios elásticos ou ligaduras de aço. Esta caraterística é particularmente útil em situações em que um dente está muito deslocado da arcada e o encaixe do fio da arcada resultaria na deformação permanente do fio da arcada ou excederia a força de ligação do acessório.

O adaptador In-Out:

Ao contrário dos adaptadores de entrada-saída convencionais, que têm uma conceção simplista, cada adaptador SPEED apresenta uma dimensão angular e uma dimensão translacional. Esta caraterística única assegura a criação de uma forma de arco excecionalmente suave que é conseguida através de um efeito progressivo tipo "rampa" dos adaptadores in-out. A transição para uma construção mais rígida de cada adaptador permitiu uma maior miniaturização do aparelho, ao mesmo tempo que aumentou a resistência de união em mais de 300%.

A almofada de malha:

Cada acessório SPEED apresenta uma almofada de ligação de malha de alumínio com curvaturas assimétricas complexas. Estas, combinadas com as dimensões miniaturizadas de cada almofada de malha, asseguram uma adaptação ideal do bracket ao dente. Para além disso, a recente alteração do tamanho da malha soldada, de uma malha fina de 100 gauge para uma malha mais grosseira de 60 gauge, aumentou ainda mais a força de ligação do acessório SPEED.[70, 47 ,68]

Auxiliares para o sistema SPEED:

O sistema de braquetes SPEED foi introduzido com uma ranhura auxiliar horizontal de 0.016x 0.016 polegadas para acomodar o uso de ganchos de braquetes removíveis e melhorar a mecânica do fio do arco. Os usos desta ranhura paralela incluem a colocação de um Supercable de 0,016 polegadas como um fio de arco secundário para ajudar no alinhamento de dentes severamente deslocados, tais como incisivos laterais mal alinhados lingualmente ou para ajudar na erupção de caninos impactados enquanto o fio de arco principal continua a estabilizar a oclusão.

A utilização de fio elastomérico através da ranhura auxiliar permite uma mecânica e, mais importante, uma aplicação de força paralela ao fio do arco principal, minimizando assim o arrastamento por fricção. Os aperfeiçoamentos no sistema SPEED facilitaram ainda mais a mecânica do tratamento e incluem ganchos em forma de cogumelo integrados e ganchos de arcos especializados.

O SPEED Mushroom Hook[71] é um gancho integral miniaturizado que está disponível em todos os brackets posteriores, do canino ao segundo molar, e foi desenvolvido para substituir o sistema de gancho de bracket amovível, que consome mais tempo. O Mushroom Hook prende facilmente e com segurança qualquer estilo de elastómero intra-oral. A forma de cúpula única do Mushroom Hook elimina virtualmente a irritação dos tecidos moles e minimiza a retenção de alimentos. Estes ganchos integrais e a presença de um sulco gengival no corpo do bracket facilitam a utilização de elásticos, correntes de alimentação e fios elastoméricos.

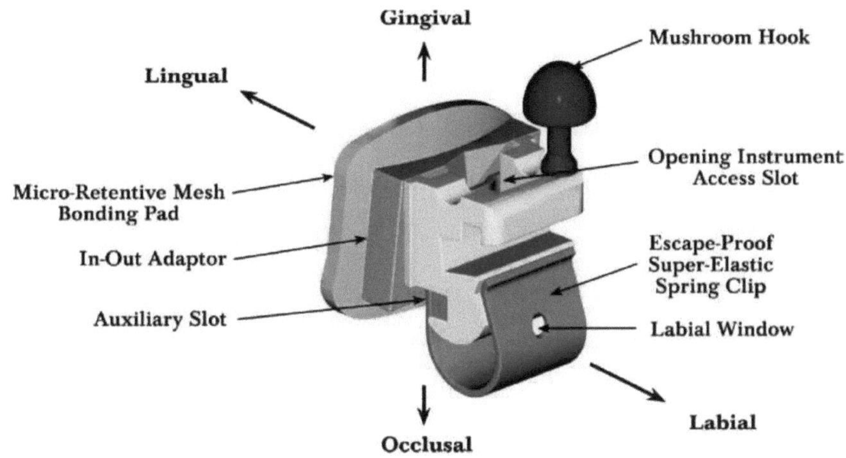

Os ganchos de arame em arco SPEED[71] apresentam um design cónico único de bloqueio automático. O gancho é composto por uma manga interior cónica e dividida que se encaixa no orifício interior cónico do gancho. Uma vez que o gancho é colocado no arame do arco e movido para a posição, está pronto para ser travado no lugar. Quando os casquilhos interior e exterior são forçados juntos pelo alicate de gancho para arame de arco, o casquilho interior cónico comprime-se contra a superfície exterior do arame de arco. Esta compressão resulta num aperto apertado no arame do arco, tornando o gancho virtualmente impossível de mover.

Arco de fios:

O braquete SPEED é um aparelho edgewise que aceita fios de arco edgewise e permite o uso da mecânica convencional de fios de arco. No entanto, alguns fios de arco especiais foram desenvolvidos para explorar o comportamento mecânico único da mola. Isto maximiza a eficiência destes dois componentes trabalhando em conjunto.

Fios de arco supercabos:

O Supercable é um fio coaxial de níquel-titânio, superelástico, de sete fios, concebido especificamente para complementar a ação do grampo de mola de níquel-titânio.[72,67, 72]

Incomparável como fio de alinhamento e nivelamento inicial, o Supercable exerce níveis de força drasticamente reduzidos em comparação com fios sólidos de níquel-titânio e fios termossensíveis de dimensão semelhante. Independentemente do alinhamento do mal, os fios de arco Supercable são encaixados facilmente e totalmente sem deformação plástica. O platô de força de descarga extremamente baixo e as qualidades superelásticas do fio asseguram que as tensões induzidas pelo aparelho dentro do periodonto permanecerão em níveis quase ideais ao longo de toda a gama de desativação. As caraterísticas deste fio de arco são ainda mais realçadas quando combinadas com a ação de luz contínua do clip de mola ativa no bracket SPEED para produzir um alinhamento dentário significativo com o mínimo de desconforto para o paciente e na ausência de danos nos tecidos de suporte. Em casos de apinhamento severo. O ortodontista não tem necessidade de efetuar mudanças frequentes nos arcos mais grossos. Se for dado tempo adequado a cada fio, as forças podem ser mantidas a níveis óptimos, maximizando assim o movimento dentário. O desenho e construção únicos do Supercable, combinados com as suas propriedades super-elásticas, permitem-lhe recuperar completamente mesmo quando severamente deformado.

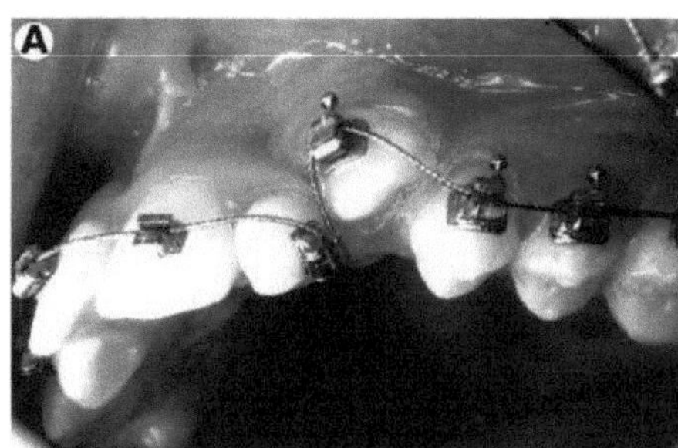

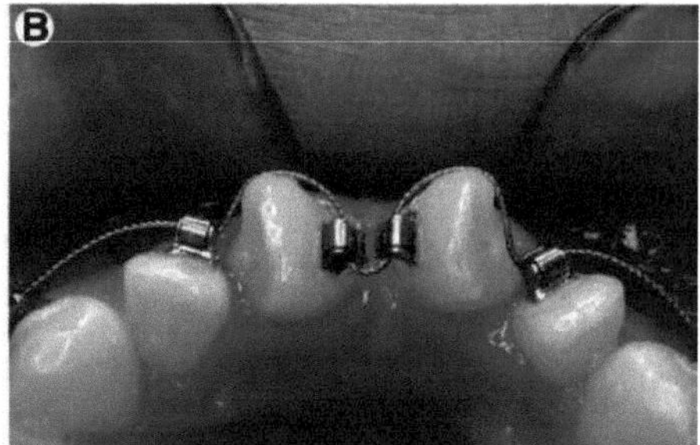

(A) O supercabo é constituído por sete cordões de fio de níquel-titânio superelástico numa forma coaxial. Está disponível nas dimensões de 0,016", 0,018" e 0,020". É impossível deformar permanentemente o Supercable, independentemente do desalinhamento da dentição.

(B) O efeito combinado do fio Supercable inicial leve e multifilar, o amplo espaço entre os braquetes SPEED estreitos e a capacidade de armazenamento de energia do grampo de mola aumentam consideravelmente a gama de ativação do aparelho

Para além disso, o Supercable pode ser utilizado na lingual dos incisivos inferiores com brackets SPEED para incisivos centrais mandibulares. A largura estreita destes braquetes torna-os acessórios linguais ideais para incisivos mandibulares. Nesta aplicação, os braquetes de incisivos centrais são utilizados com braquetes para o lado direito colocados à esquerda e braquetes esquerdos colocados à direita. As ranhuras dos braquetes colocados nos caninos devem ser inclinadas para alinhar as ranhuras com as ranhuras dos braquetes dos incisivos. O Supercable também pode ser colado diretamente na lingual, na ausência de brackets, como uma alternativa simples ao Invisalign (Align Technology, Santa Clara, Califórnia) em casos selecionados de apinhamento moderado dos incisivos. Após a preparação das superfícies linguais dos dentes para a colagem, utiliza-se fio dentário ou fio de ligadura fino para segurar temporariamente o fio Supercable de 0,018 polegadas. Normalmente, este fio é colado nos incisivos e caninos inferiores.

Fio D:

O D-Wire é um fio único, meio redondo e meio quadrado, ideal para o controlo tridimensional durante a mecânica de deslizamento. O perfil do D-Wire combina e coopera de forma ideal com o grampo de mola para garantir um elevado grau de precisão e controlo com fricção reduzida durante a mecânica de deslizamento.[68] O D-Wire está disponível nas dimensões de 0,018 x 0,018 polegadas e 0,021 x 0,021 polegadas.

Arco de dupla geometria Hills:

O fio de arco Hills Dual-Geometry foi concebido para ser um fio ideal para a mecânica de deslizamento nos segmentos posteriores através de um segmento posterior redondo polido, enquanto assegura o controlo máximo do torque da coroa do incisivo anterior com um segmento anterior quadrado. O fio de arco é construído com um aço inoxidável de resistência à tração ultra-alta para uma rigidez óptima.[68, 67] O fio de arco Hills está disponível em dois tamanhos: 0.018- x

0.01 8 polegadas anterior com 0.01 8 polegadas redondo posterior para o slot 0.018 e 0.021 - x 0.021 - polegadas anterior com 0.020 polegadas redondo posterior para o slot 0.022. Arcos SPEED

A forma especial dos arcos de acabamento SPEED optimiza a cooperação entre os brackets e o fio de arco. Qualquer desvio da posição do bracket em relação ao fio resulta na deflexão do clip de mola, que armazena a energia apropriada para recuperação. Esta energia é libertada suavemente através de um posicionamento tridimensional preciso do dente. Para além disso, esta forma de fio de arco de um quarto de volta facilita a inserção do fio e o fecho do clip de mola. A extremidade arredondada do fio de arco é sempre direcionada occionalmente na gengiva vestibular em qualquer arco. Estes fios estão disponíveis em 0,017 x 0,022 polegadas para a ranhura 0,018 ou 0,020 x 0,025 polegadas para a ranhura 0,022.

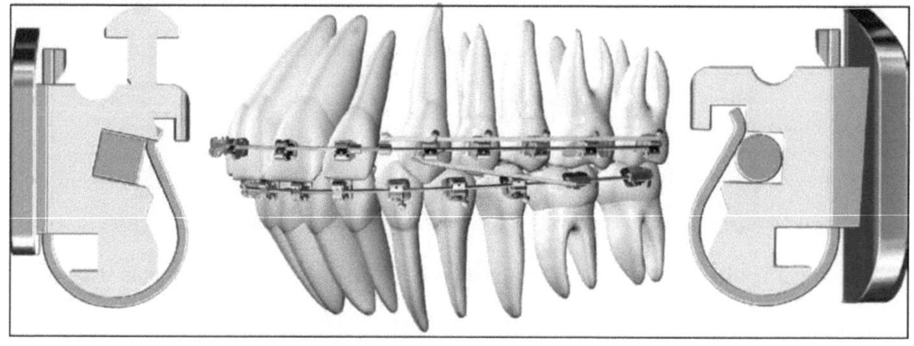

O fio Hills Dual-Geometry apresenta uma parte anterior quadrada para controlo do torque e uma parte posterior arredondada e polida para melhorar a mecânica de deslizamento.

Sugestão de progressão do fio do arco com aparelho de velocidade

	0.018" slot	0.022" slot
Level & align	0.016 supercable	0.018 supercable
Continue to level & align	0.018 supercable	0.020 supercable
Initial arch form	0.016 or 0.018 NiTi	0.018 or 0.020 NiTi
Start torque & arch form	0.016 X 0.022 NiTi	0.017 X 0.022 SPEED NiTi
Increase torque & arch form	0.017 X 0.022 SPEED NiTi	0.020 X 0.025 NiTi
Initial sliding mechanics	0.018 X 0.018 D- wire	0.018 X 0.018 D-wire or 0.021 X 0.021 D-wire
Differential sliding mechanics	0.018 X 0.018 Hills	0.018 X 0.018 Hills or 0.021 X 0.021 Hills
Artistic bends & final detailing	0.017 X0.022 TMA	0.019 X 0.025 TMA
Final torque & arch form	0.017 X 0.022 SPEED steel	0.020 X 0.025 SPEED steel

Prescrições de binário disponíveis para o aparelho SPEED

Os componentes do aparelho SPEED consistem numa almofada de ligação de malha microretentora, um adaptador in-out, um corpo de braquete que contém uma ranhura auxiliar para um fio de 0,016" X 0,016" e uma ranhura principal para fio de arcada, um grampo de mola de níquel titânio superelástico e um gancho em cogumelo integral miniaturizado para utilização de elásticos.

SISTEMA DE APARELHOS DAMON

A filosofia Damon baseia-se no princípio de utilizar apenas a força suficiente para iniciar o movimento dentário - a força limite. O princípio subjacente à força limite é que esta deve ser suficientemente baixa para evitar a oclusão dos vasos sanguíneos na membrana periodontal, de modo a permitir que as células e os mensageiros bioquímicos necessários sejam transportados para o local onde a reabsorção e a aposição óssea irão ocorrer, permitindo assim o movimento dentário.

O suporte Damon SL foi concebido para satisfazer os seguintes critérios principais:[6,7,8]

- Andrews Conceito de aparelho de fio reto
- Configuração dupla.
- Corrediça formando um tubo completo
- Corrediça passiva na face exterior do suporte
- Suportes que abrem inferiormente em ambos os arcos

O aparelho Damon pré-ajustado está disponível em ranhuras de 0,022 e 0,018 polegadas. O tubo Damon é fabricado por moldagem por injeção de metal,[8] que é o processo mais preciso atualmente para fabricar suportes e tubos de metal. O processo de moldagem por injeção de metal torna possível o fabrico de peças extremamente pequenas e precisas que permitem o movimento da corrediça e proporcionam as tolerâncias apertadas da ranhura do fio do arco. A abertura da corrediça na última versão 03 é efectuada com uma ferramenta de abertura, enquanto o fecho requer apenas a pressão dos dedos. Os tubos superiores abrem incisalmente e os tubos inferiores abrem gengivalmente para proporcionar a melhor visibilidade ao verificar a colocação do fio de arco.

Desenho do suporte

O design do suporte Damon tem tido as seguintes caraterísticas desde a sua introdução como suporte Damon SL.[73]

- Um desenho autoligado passivo com asas de amarração convencionais, e

- Um portão autoligável, com um mecanismo positivo para manter o portão aberto ou fechado, que se abre para permitir ao operador ver para dentro da ranhura. Com a evolução do suporte, as seguintes caraterísticas foram alteradas:

• O bracket tornou-se mais pequeno, com um perfil mais baixo e contornos mais arredondados, resultando num bracket mais confortável para o paciente.

• Como resultado de uma compreensão mais clara da função do suporte e dos avanços na tecnologia de fabrico, o mecanismo do portão tornou-se mais fiável e mais simples de abrir e fechar.

- O suporte D3 MX tem uma ranhura auxiliar vertical.

O design mais recente do suporte, o D3 MX, é uma peça altamente sofisticada de design industrial e é muito diferente dos simples suportes padrão desenhados e fresados de 4 décadas atrás.

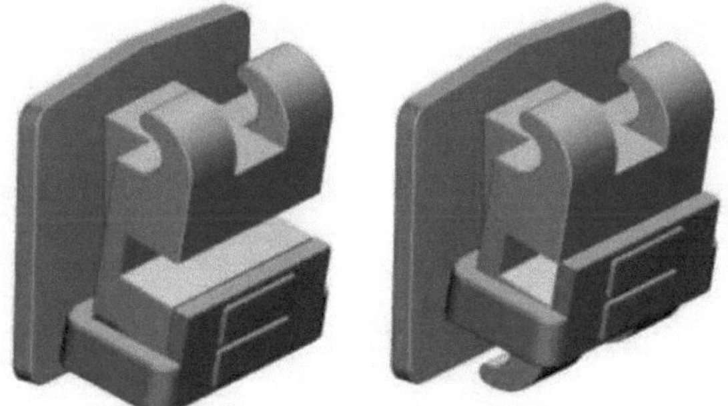

Suporte Damon SL nas posições aberta (A) e fechada (B)[6,7]

Binários padrão para a prescrição Damon

	Torque (in degrees)	Tip (in degrees)	Rotation (in degrees)
Upper arch			
Central incisor	+12	+5	0
Lateral incisor	+8	+9	0
Canines	0	+6	0
First premolars	-7	+2	0
Second premolars	-7	+2	0
First molars	-9	0	10
Second molars	-9	0	5
Lower arch			
Central incisor	-1	+2	0
Lateral incisor	-1	+2	0
Canines	0	+5	0
First premolars	-12	+2	0
Second premolars	-17	+2	0
First molars	-30	+2	0
Second molars	-10	0	5

A prescrição padrão Damon é recomendada para todos os molares e pré-molares, todos os incisivos e caninos em boa posição, e caninos inclinados labialmente.

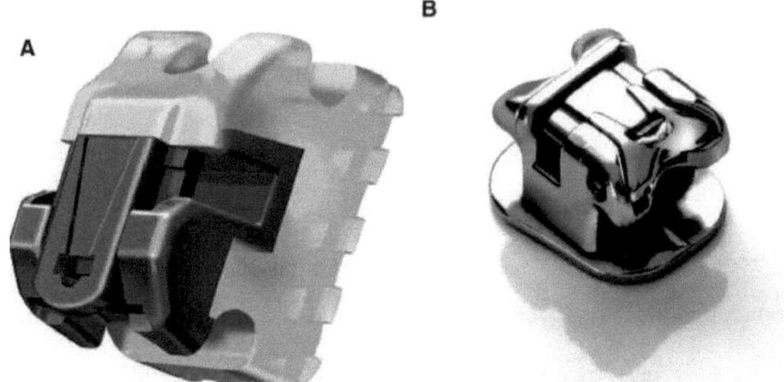

Suporte Damon 3 MX na posição fechada e aberta.

.018" slot	.022" slot	FUNCTION
.014" OR .012" SE NiTi	.014" or .012" SE NiTi	Start tooth movement, level, align (minimal friction)
.014" X .025" SE NiTi	.016" X .025" SE NiTi Or .014" X .025" SE NiTi	Complete leveling of rotations, arch form; start torque
.016" X .025" Pre-posted SS	.019" X .025" Pre-posted SS	Complete torque, archform; control vertical under major mechanics; finishing.

Sequenciação do fio de arco com o sistema Damon Appliance

Observações iniciais do tratamento do sistema Damon

Quando Dwight H. Damon começou a utilizar o sistema Damon I em meados da década de 1990[74] , tornou-se óbvio que o osso alveolar, o tecido e os dentes respondiam de forma diferente dos tratados com a mecânica convencional de alta força. As observações seguintes foram efectuadas em alguns dos primeiros casos tratados com os primeiros tubos Damon SL:[9,73]

1. O sistema oferece um impacto negativo mínimo na forma da arcada ao alinhar dentes severamente mal posicionados.

2. A força adequada e a relação fio/lúmen produzem um efeito de alargamento do arco do tipo Frankel na parte posterior, enquanto a largura do canino inferior permanece aproximadamente a mesma.

3. Os músculos orbicularis oris e mentalis criam um efeito de para-choques labial, que minimiza o movimento anterior dos incisivos.

4. Nos casos tratados com não-extração, à medida que a arcada se alarga na parte posterior, a língua normalmente eleva-se e move-se para a frente, criando um novo equilíbrio de forças entre ela e os lábios e os músculos da face.

5. nos casos protrusivos bimaxilares tratados através da terapia de extração, a mecânica do tratamento é muito simplificada com o efeito de para-choques labial ou de suporte de cabeça dos músculos faciais, minimizando a exigência de ancoragem posterior.

A autoligadura passiva oferece a transmissão mais direta de força do fio para o dente, com atrito muito baixo, ligadura segura e excelente controle da posição do dente. Todas as modalidades contemporâneas de tratamento ortodôntico podem alcançar o alinhamento dentário; a autoligadura passiva, entretanto, alcança resultados efetivos, eficientes e de uma maneira que corresponde aos valores do paciente.[73] Além disso, os profissionais experientes com a técnica percebem que ocorrem benefícios adicionais e inesperados para o paciente, que não são tradicionalmente associados ao tratamento ortodôntico convencional. No entanto, esses benefícios necessitam de uma avaliação mais aprofundada para serem compreendidos e comprovados.

SISTEMA DE SUPORTES IN-OVATION

Os suportes In- Ovation foram introduzidos no mercado no ano 2000 pela GAC Company.

Algumas **vantagens** dos suportes In- Ovation:[46]

Resistência reduzida

In-Ovation assenta o fio do arco na base da ranhura para resultados previsíveis sem a alta resistência associada com os laços tradicionais de aço e elastoméricos. Ao contrário dos braquetes passivos, o In-Ovation reduz a resistência sem sacrificar o controlo, assentando o fio do arco completamente na base da ranhura. In-Ovation é o primeiro braquete duplo a oferecer estas duas importantes vantagens.

Redução do tempo de presidência

Em termos de colocação inicial (e depois eventual substituição), as técnicas de ligadura convencionais são extremamente demoradas. Os sistemas autoligáveis demonstraram que requerem até 75% menos tempo para a troca de arcos.

Higiene reforçada

As abraçadeiras de elastómero deformam-se e decompõem-se, e a sua decomposição pode atrair a placa bacteriana para perto da superfície do esmalte. Os grampos de aço têm arestas afiadas que podem atrair a placa bacteriana e irritar o paciente, aumentando o risco de contaminação cruzada. O clip "Active" do In-Ovation está integrado no corpo do bracket, reduzindo muitas das potenciais "armadilhas de placa" que podem estar associadas à descoloração do esmalte ou à inflamação gengival.

Distância entre suportes melhorada

Uma maior distância entre braquetes equivale a um maior alcance de trabalho. Sem a ligação e a confusão de elastómeros volumosos, o comprimento adicional do fio - especialmente com fios de arco do tipo Sentalloy quase constantes e de baixa força - pode aliviar o stress periodontal. O InOvation é um sistema autoligado com programação quadridimensional completa que combina a moldagem por injeção de metal (MIM) com a fresagem controlada por computador (CNC). A MIM proporciona um design mais pequeno, com maior resistência e um contorno composto completo da base. A fresagem CNC assegura as ranhuras mais exactas atualmente disponíveis.[46] .

Base SuperMesh patenteada da GAC

A base SuperMesh provou a sua eficácia em milhões de casos, proporcionando o melhor em termos de retenção e limpeza de descolagem.[46] . Coloca uma malha larga sobre uma malha mais apertada para obter mais área de superfície, sem aumentar o perfil.

Instrumentos utilizados com suportes In- Ovation:

1. TN3: O TN3 tem um raspador especialmente concebido para limpar rápida e facilmente o flash à volta da base. A outra extremidade é uma lâmina de ranhura plana para orientar o bracket, e é entalhada para referenciar a altura durante a colocação do bracket.

2. Engage-R: O Engage-R torna a colocação de fios em dentes rodados mais fácil do que nunca. Os lábios abrangem o bracket para agarrar o fio e encaixá-lo na ranhura, permitindo-lhe fechar a tampa com o mínimo de desconforto para o paciente e máxima eficiência. A outra extremidade tem a Ferramenta R da GAC que assenta automaticamente a tampa deslizante para uma abertura sempre fácil.

O bracket autoligado "R" evoluiu a partir do design do bracket In-Ovation[2] e tem um clip de fecho que pode aplicar pressão ou não ao fio, conforme a situação o exija. O bracket "R" foi concebido para ser um aparelho autoligado passivo ou ativo. O clipe do braquete "R" assenta e fixa o fio no slot do braquete, mas o desenho do clipe também permite que o clipe flexione para vestibular se o fio não estiver totalmente assentado. Na flexão máxima, o clip do bracket "R" foi concebido para aplicar 250 g de força. Se um dente se mover para fora do alinhamento deslizante adequado com o arco, o clip do bracket "R" entra em contacto com o arco principal e volta a assentar ativamente o arco. O clipe guia gentilmente e com segurança o fio no slot do braquete até que ele esteja encaixado no slot, então o clipe entra em contato com o "rest stop" no braquete, como mostrado em , e o clipe se torna passivo sem força no fio. Se mais movimento de retração fizer com que o dente se mova novamente, o processo se repete. Assim, o braquete mantém a posição correta do dente à medida que desliza ao longo do fio.[75]

Para um braquete "R" com slot de 0,018, as paredes internas gengivais e verticais do slot ortodôntico têm 0,0185 de comprimento. A parede oclusal ou incisal do slot do braquete é mais longa, com 0,0255, como mostra a Fig. Um fio 0,018 X 0,018 preenche verticalmente o slot do braquete "R", mas não entra em contacto com o grampo.[46, 75] Um fio quadrado 0.018 X 0.018 completamente assentado num braquete "R" 0.018 tem total controle de entrada e saída, ponta e torque sem fricção do clip.

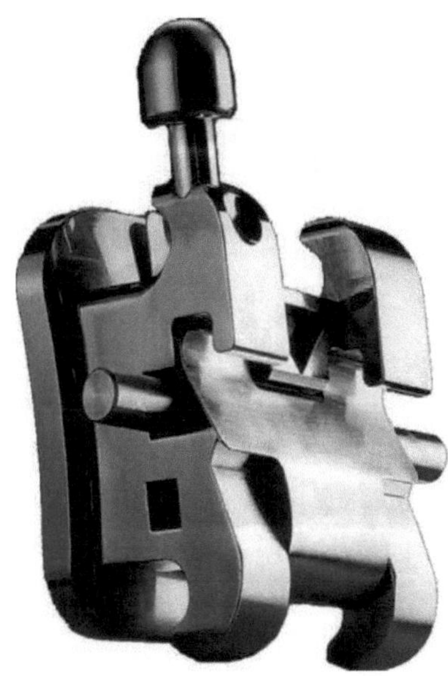

Suporte In-Ovation - posteriormente In-Ovation R e depois System R com tamanho reduzido e pequenas modificações.

SISTEMA DE SUPORTE SMART CLIP

Os braquetes autoligáveis Smart Clip foram introduzidos pela 3M Unitek Company no ano de 2005. Trata-se de brackets autoligáveis passivos com prescrição MBT. Estes braquetes são duplos e encaixam o fio através de um clip de níquel-titânio. Este clip, pelo facto de ser fabricado em níquel-titânio, tem uma memória intrínseca de forma e força. O mecanismo de auto-ligação do Smart Clip Bracket fixa o fio do arco no lugar, mas é especificamente calibrado para libertar o fio do arco se a força exceder um nível pré-determinado.[28,29] Isto ajuda a assegurar que os níveis de força recomendados para o movimento dentário biocompatível não são excedidos, promovendo assim um movimento dentário eficiente com menos desconforto para o paciente.

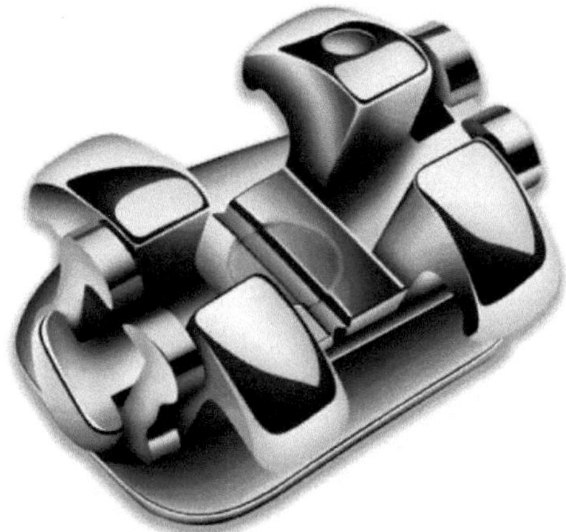

Suporte auto-ligável SmartClip

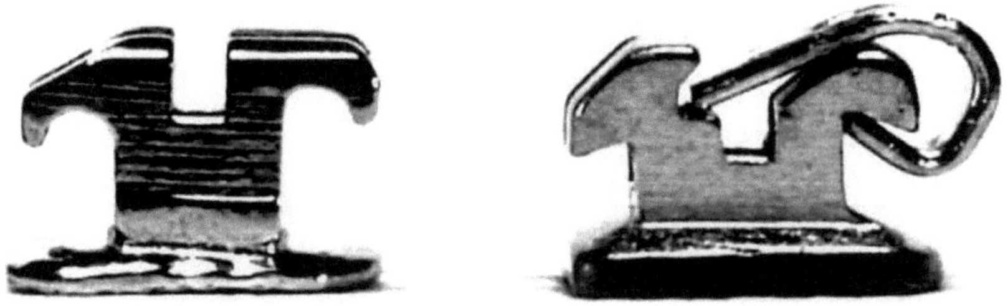

Vista lateral do suporte mostrando o seu perfil baixo

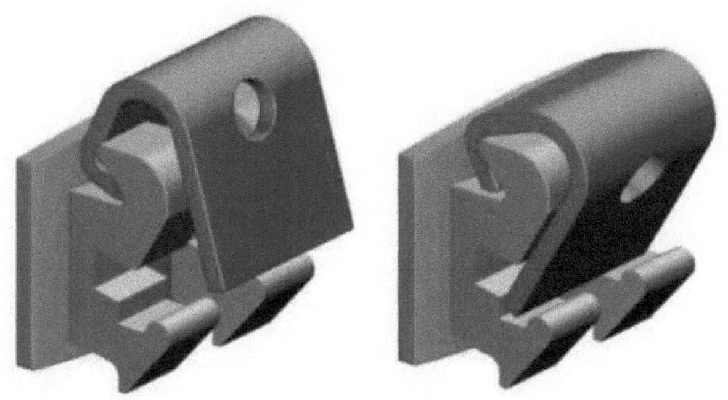

Escalonamento do tempo nas posições aberta (A) e fechada (B).

O design do Sistema de Aparelho Autoligado SmartClip partilha a filosofia do Sistema de Aparelho MBT Versatile+: máxima versatilidade, brackets duplos de tamanho médio, prescrição de brackets e uso de força leve. O mecanismo autoligado do SmartClip™ Bracket consiste em dois clips de Nitinol que abrem e fecham através da deformação elástica do material quando o fio exerce uma força sobre o clip.[76] O bracket não contém qualquer porta ou fecho móvel. A caraterística de não haver portas ou fechos móveis pode eliminar problemas como colagem, abertura espontânea, acumulação de placa bacteriana, etc., que estão associados a outros tipos de brackets autoligáveis. Os braquetes SmartClip são os únicos verdadeiros braquetes autoligáveis, porque o clip fecha automaticamente e fixa o fio na ranhura do fio. O instrumento manual do aparelho SmartClip foi concebido para simplificar o processo de encaixe e desencaixe do fio. Devido ao design verdadeiramente duplo, o clínico tem a opção de engatar seletivamente o fio em apenas um clip quando os dentes estão severamente malocluídos. Para além disso, o design familiar do tie-wing permite a utilização da ligadura tradicional por opção do clínico. Este desenho também facilita a utilização simples e fácil de ligaduras em cadeia quando necessário para o fecho do espaço.[77]

Sequenciamento do fio de arco:

<u>Alinhamento</u>

0,014" Nitinol clássico ou .014" Super Elástico

0,016 "x.025" Nitinol Clássico ou .016 "x.025" Super Elástico

Nivelamento

0,019 "x.025" Nitinol ou .019 "x.025" Super Elástico

Encerramento do espaço

0,019 "x.O25" Aço inoxidável

Pormenorização

0,019 "x.025" entrançado

Engate e desengate de fios

Os grampos de nitinol do Sistema de Aparelho Autoligado SmartClip apresentam alguma resistência ao engate e desengate do fio, sendo que a quantidade de resistência varia de acordo com o tamanho e a forma do fio. Foram fabricados instrumentos manuais (chave de trabalho) para facilitar o encaixe e desencaixe dos fios. A sua utilização também permite um encaixe mais fácil dos arcos rectangulares com torque adicionado ao fio.

Engate: Uma das extremidades da chave de trabalho tem um entalhe retangular, permitindo o encaixe do fio ortodôntico. Este entalhe permite ao profissional direcionar o fio para a ranhura do bracket, aplicando uma pressão muito suave para fixar o fio na ranhura do bracket atrás dos clips. Ao aplicar pressão sobre o fio, o clínico deve apoiar o dente por lingual, usando os dedos para proporcionar conforto ao paciente. Para facilitar o encaixe do fio, é aconselhável iniciar a sua instalação pelos incisivos centrais superiores e inferiores.[77] Os fios flexíveis podem ser introduzidos através das ranhuras criadas pelos clipes nos brackets dos pré-molares e molares, se as extremidades do fio não tiverem sido dobradas para trás antes da instalação do fio.[77,78]

Desengate: A extremidade inversa da chave de trabalho é utilizada para desengatar os fios ortodônticos do slot do braquete. A ferramenta de desencaixe tem dois ganchos para encaixar o fio, e a sua parte central segura-se sobre a superfície vestibular das asas mesial e distal. Através de um movimento de rotação, o fio desencaixa-se da ranhura do braquete.

O grande ponto de viragem na história da prática do autoligado ocorreu depois de aparecer um artigo no *Journal of Clinical Orthodontics* que descrevia um bracket autoligado "híbrido", com elementos passivos e activos integrados (interactivos) - o bracket Time (American Orthodontics, Sheboygan, WI).

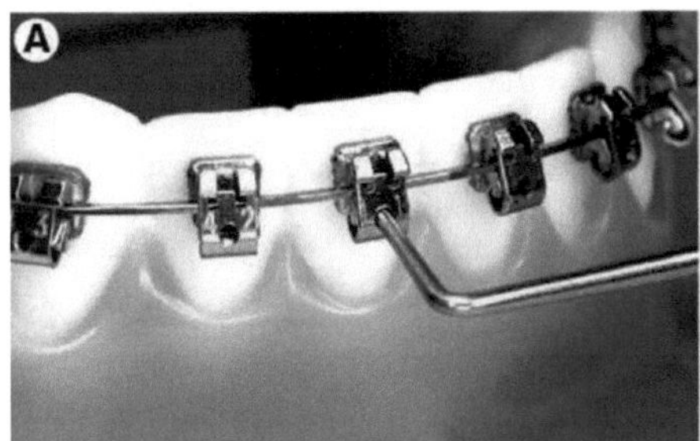

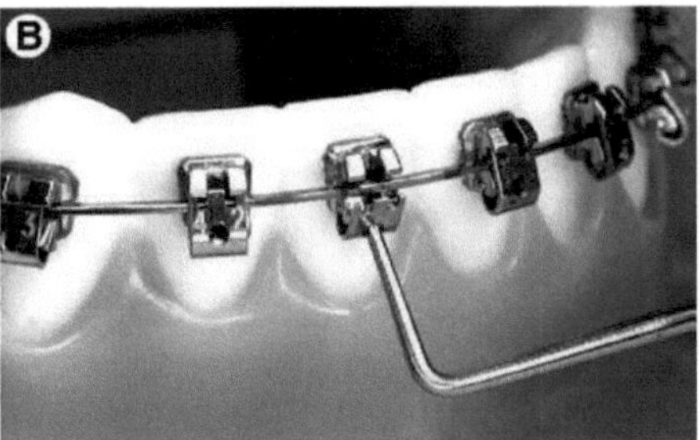

(A) Um instrumento manual simples é inserido no orifício na face do clip para o abrir. (B) O clip articula-se numa posição aberta utilizando o instrumento manual.

Este sistema de braçadeiras e o seu modo de funcionamento, tal como descrito no artigo, parece incorporar todas as caraterísticas desejáveis que faltavam nos sistemas anteriormente utilizados:[5]

- Força e fricção mínimas (passivas) na fase inicial do tratamento
- Controlo do binário e da rotação (ativo) nas fases intermédia e final do tratamento ,
- Perfil baixo (relações de entrada e saída reduzidas)
- Um mecanismo de clipe simples de abrir e fechar para facilitar a troca de fios e

-A capacidade de realizar pormenores de acabamento de forma controlada nos três planos do espaço.

O corpo do bracket é fundido (moldado por injeção de metal), numa peça dupla com uma base de ligação integral. Orientado na superfície facial e "pendurado" nas asas de ligação gengival do corpo do bracket está um clip de retenção de aço inoxidável em forma de "vírgula". O clipe tem a forma e a articulação das asas de fixação para funcionar de forma semelhante a uma mola. Este "clip mola" contém energia armazenada para interagir com arcos de dimensões específicas. Dentro das asas de ligação oclusais do corpo do bracket existe um recesso que contém a extremidade livre do clip e limita o seu percurso a uma dimensão definida na direção lingual, delineando assim uma zona geométrica em que o bracket pode funcionar quer em modo passivo quer em modo ativo com fios de dimensões específicas. O clip é acedido através de um orifício na sua face com um instrumento manual simples, de aspeto semelhante a um explorador dentário de ângulo reto. A exposição da ranhura do bracket para inserção ou remoção do fio é facilmente conseguida encaixando o orifício do clip com o instrumento e rodando o clip na direção gengival.[5,79] O fecho e a contenção (encaixe total) do fio é efectuado com igual facilidade rodando o clip de volta para a posição oclusal fechada e bloqueada.

A força exercida por um grampo de mola sobre o fio é de 250-350g, dependendo da largura do grampo. Quando o fio excede .018", no caso dos braquetes Time, a força do clip produzirá fricção.[40] Assim, os brackets proporcionam uma fricção reduzida com os fios mais pequenos utilizados para nivelamento, retração ou distalização de molares, e um controlo de torque com o tempo.[5]

Time é um sistema de braquetes autoligáveis mecanicamente descomplicado e funcionalmente sofisticado. O sistema Time é interativo, na medida em que exibe propriedades passivas e activas sob condições específicas que estão sob o controlo direto do ortodontista. A interatividade do sistema Time é ainda determinada como sendo "progressivamente ativa", cujo grau é mediado pela variabilidade da força aplicada (caraterísticas dimensionais e físicas do fio).

Mais uma vez, o fator definidor da interatividade é o clínico.

Para além disso, o sistema não é automático. O tratamento pode ser especificamente adaptado com o Time para atender às necessidades individuais do paciente tão facilmente, e não de forma diferente, como com qualquer outro sistema de braquetes.

Em todos os outros aspectos, o Time é como os outros sistemas de braquetes, ou seja, é compatível com a colagem, está sujeito às mesmas restrições biológicas e assim por diante. Onde Time difere significativamente é na sua eficiência interactiva e facilidade de inserção e/ou remoção do fio.

Por fim, embora os meios físicos de retenção pós-tratamento não difiram essencialmente de outros tratamentos ortodônticos, é necessário refletir e ter algum cuidado com as ramificações a longo prazo do movimento acelerado e dos tempos de tratamento globais mais curtos que normalmente ocorrem com o sistema Time.[79]

DESVANTAGENS

Suporte Ativa:

Desvantagens:

a) Maior taxa de insucesso da ligação

1. Os operadores que são novos no uso destes brackets tendem a não os assentar completamente nos dentes.

2. As bases são ligeiramente mais pequenas do que na maioria dos suportes.

3. A ausência de tirantes significa que uma percentagem menor da base da consola está ligada à consola sobrejacente, o que pode levar a uma menor rigidez da base da consola e a uma distorção mais fácil da base e consequente falha da ligação sob forças de carga externas.

b) Menos prático com corrente eléctrica

Ao fechar vários espaços, a corrente elástica deve ser colocada atrás do fio do arco ou os pinos de bloqueio em forma de T devem ser colocados em vários suportes. Nenhum destes casos constitui um grande problema, mas as anilhas são mais convenientes neste caso.

c) Desconhecimento e dificuldades durante a colocação do bracket

Os tie-wings são pontos de fixação úteis para as pinças e a sua ausência obriga a pequenas alterações na técnica de colocação dos braquetes. Além disso, a forma muito diferente e as etiquetas de alinhamento desconhecidas nas bases requerem uma concentração rigorosa se se pretender evitar erros na colocação dos brackets. Isto aplica-se particularmente à angulação dos brackets caninos.

d) Quebra dos clipes de retenção do fio do arco

A rutura do clip ocorre principalmente quando foi aplicada uma força excessiva para engatar um fio mais rígido. Se um clip se partir, é possível substituí-lo por um novo clip sem necessidade de remover e substituir o suporte. Para o efeito, são fornecidos clips separados. A colocação de um novo clip na circunstância é um pouco incómoda. A ampliação fraccionada do raio da parte circular do clip (com um alicate de arame leve) antes de o pressionar no suporte facilita a colocação.

e) Dificuldade em obter um alinhamento perfeito (slides passivos)

Por vezes, os caninos inferiores parecem necessitar de um offset, mas na realidade necessitam de um torque coronário vestibular. É possível que as forças oclusais dos caninos superiores consigam inclinar estes dentes para lingual devido à resistência de fricção muito baixa.

Roth recomendou que é mesmo preferível mudar para brackets convencionais de arame reto nos últimos 2 a 4 meses, quando o torque é uma consideração importante.

BRACKET DE TEMPO

Desvantagens:

1. Menor proeminência com os incisivos inferiores

Com o Sistema Autoligado One Piece, o perfil reduzido exigiu uma redução concomitante nos valores in-out do braquete. O braquete Time, portanto, tinha mais potencial para redução in-out do que um braquete com base de malha. A área crítica está no corpo do braquete, entre o canto da ranhura e a base. A Ormco resolveu este problema com o seu sistema de brackets Bios, desenvolvendo uma nova forma de arco e reduzindo os valores in-out destes brackets. A redução do in-out foi mais pronunciada no segundo bicúspide, que foi de 0,14 mm, e no incisivo central inferior, de 0,5 mm. Essa redução de um terço no in-out resultou em uma redução de um terço na proeminência do braquete do incisivo central.

Falha na ligação :

A base do braquete de tempo tem rebaixos mecânicos microetched. Em 1983, Diedrich e Dickmeiss descobriram que a base de malha tinha 26% mais resistência à descolagem (8,7N/mm2) do que a base mecânica (6,9N/mm2). Assim, as bases mecânicas são inferiores às bases de rede em termos de resistência à descolagem.

SUPORTE de bloqueio TWIN:

Desvantagem {Berger JCO2001}

A mobilidade do escorrega durante a abertura e o fecho ultrapassou o seu sucesso comercial.

SUPORTE DAMON SL I:

Desvantagem:

a) A corrediça abre-se por vezes inadvertidamente

b) Perda de diapositivos:

1. Quebra da corrediça devido ao endurecimento do canto ou ângulo da corrediça

2. Uma abertura excessiva fará com que a corrediça ultrapasse o batente fornecido pelo arame em forma de U subjacente.

GAC IN - OVATION BRACKATS

Desvantagens:

Alguns brackets são difíceis de abrir, especialmente na arcada inferior, onde a extremidade gengival do clip de mola é difícil de abrir.

BRAQUETES LINGUAIS AUTO-LIGÁVEIS PHILIPPE

Aplicações clínicas

- Retenção pós-tratamento.
- Encerramento de espaços menores.
- Intrusão limitada.

- Correção de desalinhamentos dentários simples e apinhamentos ligeiros, especialmente na arcada mandibular Os braquetes Philippe são uma alternativa válida aos braquetes linguais convencionais em casos simples que não requerem movimentos dentários de 3ª ordem.

Desvantagens:

Uma vez que estes suportes não têm ranhuras, não é possível obter um binário.

BRAÇADEIRAS AUTOLIGÁVEIS OYSTER

Este é o primeiro bracket translúcido auto-ligável que foi introduzido em 2003. Foi fabricado a partir de uma tampa de polímero reforçada com fibra de vidro forte que pode ser removida e colocada novamente. Gancho em forma de cogumelo para fixação auxiliar.

Desvantagens:

1. Baixa estabilidade dimensional.
2. Natureza da coloração.

BRAQUETES LINGUAIS AUTOLIGÁVEIS

O uso de braquetes autoligáveis em ortodontia lingual foi apresentado pela primeira vez por Neumann e Holtgrave,[80] que sugeriram o uso de braquetes labiais autoligáveis SPEED (Strite Industries Ltd) para aplicação na técnica lingual. Ele utilizou braquetes labiais dos incisivos superiores invertidos para colagem lingual nos bicúspides e para colagem na lingual dos incisivos utilizou braquetes linguais Ormco Geração 7, uma vez que os braquetes labiais SPEED não podiam ser adaptados à superfície lingual, a menos que fosse adicionada uma almofada de resina personalizada muito espessa. Esta combinação não foi capaz de oferecer os benefícios dos braquetes autoligáveis especificamente concebidos, tais como uma melhor higiene, menos tempo de cadeira e menos fricção.[81]

A técnica lingual apresenta dificuldades particulares quando comparada com a técnica labial. Os braquetes autoligáveis têm benefícios importantes que podem superar essas dificuldades, melhorar o desempenho do aparelho lingual e contribuir para a eficiência do tratamento ortodôntico lingual.[82, 83]

Os brackets linguais autoligáveis Philippe 2D (Forestadent Bernhard Foerster GmbH), que permitem um controlo bidimensional, foram sugeridos para a correção de más oclusões simples, tais como apinhamentos ou espaçamentos menores com a técnica lingual. [59] Estes brackets não têm ranhura; incluem pequenas asas soldadas à base dos brackets. As asas são utilizadas para fixar o fio à base do bracket. As asas são fechadas, ou empurradas contra a base dos braquetes com um alicate Weingart[59] para segurar o fio, e podem ser abertas para substituição do fio, usando uma espátula fina colocada entre as asas e a base do braquete.

Estes brackets são confortáveis para o paciente, uma vez que têm um perfil baixo. Estão disponíveis quatro tipos de brackets Philippe: um gémeo médio standard (regularmente utilizado para a técnica lingual), um bracket estreito de asa única para incisivos inferiores, um gémeo grande e um bracket de três asas para fixação de elásticos intermaxilares. Os brackets autoligáveis Philippe podem ser colocados diretamente intra-oralmente ou preparados para colagem indireta no modelo de má oclusão. A principal vantagem dos brackets Philippe é o seu baixo perfil e o seu conforto para os pacientes. São adequados para casos simples que não requerem controlo tridimensional, uma vez que não têm ranhura.[84]

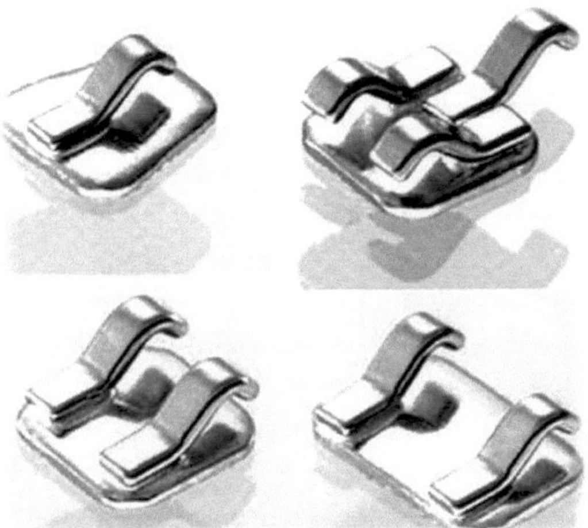

Braquetes linguais autoligáveis Philippe 2D. Estão disponíveis quatro tipos de brackets: um twin médio standard (regularmente utilizado para a técnica lingual), um bracket estreito de asa única para incisivos inferiores, um twin grande e um bracket de três asas para fixação de elástico intermaxilar.

Os braquetes **autoligáveis Torque-Lingual 3D da Forestadent** têm um desenho plano semelhante ao dos braquetes autoligáveis Philippe 2D, com uma ranhura vertical para controlo tridimensional. A abertura vertical da ranhura permite uma inserção rápida e fácil do fio. O fio é utilizado como um arco de fita, com o bordo mais largo do fio encostado à superfície do dente; por conseguinte, a dimensão da ranhura vestibulolingual é mais pequena do que a dimensão da ranhura oclusogengival e o bracket é relativamente plano, com um perfil baixo. O perfil baixo dos braquetes melhora o conforto do paciente e resolve um problema importante da técnica lingual. O fio é fixado no slot por pequenas asas que podem ser empurradas ou abertas como as asas dos braquetes linguais autoligáveis Philippe 2D. Empurrando as asas contra a base do braquete, e sobre o fio com o alicate

Weingart, o fio é fixado no slot. Uma espátula fina colocada entre as asas e a base do braquete é usada para abrir o braquete para a substituição do fio.[83] Os braquetes são projetados com 45° de torque para todos os incisivos superiores e inferiores, e com 0° de torque para todos os bicúspides e molares. A prescrição e adaptação individual da base do braquete para cada dente, para cada caso, de acordo com os requisitos do ortodontista, é feita no laboratório por uma técnica de posicionamento indireto de braquetes baseada numa configuração lingual e num posicionador de braquetes, utilizando gabaritos especialmente concebidos para segurar os braquetes.

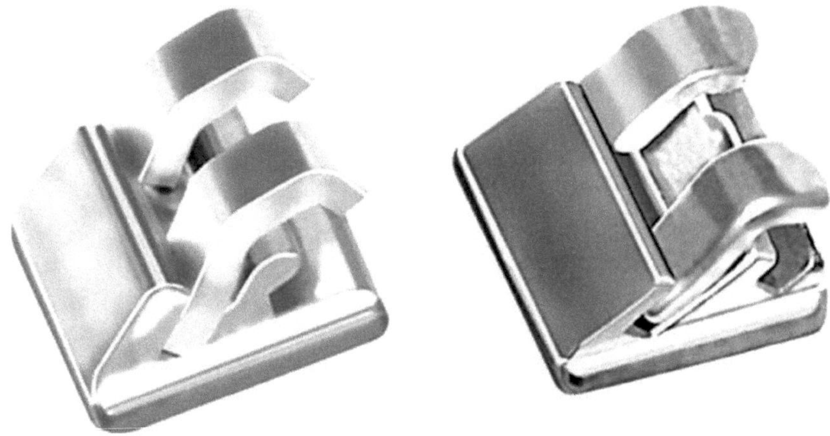

Os braquetes autoligáveis Forestadent 3D Torque-Lingual têm um design semelhante ao dos braquetes autoligáveis Philippe 2D, mas têm uma ranhura vertical para uma inserção rápida e fácil do fio.

O bracket lingual Adenta Evolution (Adenta GmbH) foi concebido como um bracket de uma peça com um clip que abre no bordo incisal e permite a inserção do fio a partir da direção oclusal. O clip também pode servir como uma placa de mordida e, consequentemente, pressiona o fio mais para dentro da ranhura ao morder.[55,83,85]

Dr. Hatto Loidl, um ortodontista de Berlim, Alemanha, e o Sr. Claus

Schendell, proprietário e engenheiro da adenta GmbH, conceberam em conjunto um novo bracket lingual autoligável e um sistema HIRO modificado, denominado sistema de bracket Evolution sit. Eliminando as desvantagens dos antigos sistemas linguais, e produzindo uma técnica lingual com tampas de transferência individuais, que pode ser fabricada facilmente sem a utilização de equipamento dispendioso, utilizando a tecnologia Smart Jig. O Smart Jig elimina a necessidade de moldeiras de ligação indireta e simplifica o sistema de técnica lingual. Combinado com a auto-ligação eliminada do bracket Evolution SLT, este novo sistema de brackets está a dar o pontapé de saída para a próxima evolução da ortodontia lingual. O bracket Evolution pode ser aberto e fechado com um scaler modificado, ou com um instrumento de abertura especialmente fabricado, disponível na Adenta.[82]

O Smart Jig foi concebido especificamente para ser utilizado em conjunto com o Braquete Lingual Autoligável Evolution, simplificando a remoção da tampa de transferência personalizada após a colagem.[85] Com o sistema antigo, é utilizada uma remoção demorada com uma broca redonda de aço inoxidável de baixa velocidade para cortar o núcleo na base do bracket. Com o Smart Jig, este dispositivo simples é utilizado para ligar o núcleo e o suporte. Basta remover a braçadeira de ligadura e o Smart Jig desliga-se do suporte, levando consigo a tampa de transferência.[85] Este dispositivo reduz o tempo de cadeira e simplifica a técnica lingual durante a fase de ligação.

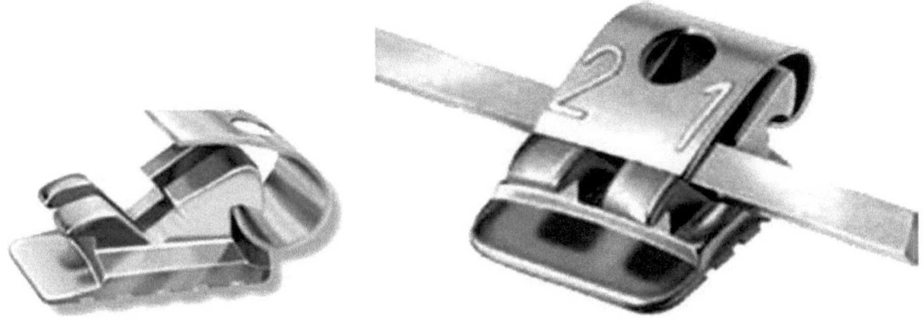

O bracket lingual Adenta Evolution foi concebido como uma peça única com um clip que abre no bordo incisal permitindo a inserção do fio a partir da direção oclusal.

A história do suporte de evolução sete passos para a perfeição

Em 1999, depois de usar o braquete autoligável TIME durante vários anos, o Dr. Hatto Loidi contactou a Adenta GmbH com a ideia de usar o mesmo mecanismo de grampo autoligável para um braquete lingual. Um novo ponto de design significativo foi o posicionamento da ranhura nos brackets superiores e inferiores de 3-3. Esta modificação no design permite que o fio do arco seja inserido a partir do plano oclusal, assegurando que, em casos de mordida profunda ou extração, a força será aplicada às paredes metálicas da ranhura e não contra uma ligadura elástica. Outra caraterística muito importante foi o aspeto de auto-ligação. Com os brackets linguais normais, uma mudança de fio de arco é muito demorada e requer sempre um tempo de consulta mais longo num consultório ortodôntico. Com o braquete lingual autoligável Evolution LT, a troca do fio do arco é ainda mais rápida do que uma troca de fio usando elásticos e braquetes vestibulares. Após 10 meses de conceção e testes, a primeira geração de braquetes linguais autoligáveis foi enviada ao Dr. Hatto Loidi para testes de tratamento em doentes. Após algumas alterações de design e forma, o Evolution LT, 2ª Geração foi lançado no mercado em 2001. O tratamento com o bracket Evolution LT foi muito rápido e bem sucedido, mas após mais de 150 casos terem sido concluídos, compilaram todo o feedback dos clientes e redesenharam o bracket Evolution SLT com as seguintes modificações.[82]

1. Mais binário nos anterios superiores e inferiores.

2. A ideia original de criar uma base personalizada mais fina, especialmente para as principais diferenças anatómicas nas superfícies linguais, funcionou bem, mas em mais de 60% das formas das coroas a base personalizada poderia ser ainda mais fina se o torque fosse aumentado. Esta experiência leva-os a concluir que precisamos de um torque de base mais elevado para 60% dos pacientes (casos médios), e também de um suporte de torque baixo para as variações anatómicas nas formas das coroas.

3. Alteraram as centrais e laterais superiores de 45° de binário de base para 60°.

4. Alteraram as centrais e laterais inferiores de 35° de binário de base para 60°.

5. O suporte de binário reduzido continua a ter um binário de base de 40°.

6. Devido à curta distância entre os braquetes e à posição do braquete lingual, pode ocorrer uma sobrecarga das raízes dentárias. O seu grampo de mola fornece cerca de 550 gramas de força no fio do arco, o que é uma quantidade de força igual a uma nova ligadura elástica. Por outro lado, o grampo de mola é suficientemente forte para manter um fio de arco na ranhura. Isto deu-lhes a ideia de introduzir a função de libertação de segurança no suporte Evolution SLT. Se aplicar mais de 600 gramas de força no braquete, o clip de mola libertará lentamente o fio do arco para fora da ranhura do braquete. Devido à ranhura mais profunda, é fácil ligar o fio do arco no bracket, porque o clip de mola dará mais espaço ao fio do arco para deslizar na ranhura do bracket, especialmente em dentes rodados.

7. O Evolution SLT, 3ª geração, também foi optimizado na dimensão vestíbulo-lingual como um bracket de baixo perfil. A altura buco-lingual é de apenas 2,1 mm, o que é muito inferior à maioria dos brackets atualmente no mercado.

Dois dos mais recentes desenvolvimentos em brackets linguais autoligáveis foram apresentados no congresso da ESLO (Sociedade Europeia de Ortodontia Lingual) em Veneza, em junho de 2006.

In-Ovation-L (GAC International). Estes brackets linguais são duplos, com ranhuras horizontais, com um clip interativo com uma abertura muito fácil e sem esforço. As asas dos brackets e os clips têm um perfil muito baixo e a base dos brackets dos incisivos é dobrada para se adaptar à anatomia da superfície palatina dos incisivos. Os braquetes de baixo perfil com uma largura bucolingual mínima permitem um maior perímetro do fio e uma maior distância interbraquetes; este último desenho de braquetes tem, portanto, vantagens em ortodontia lingual. [82, 84,85]

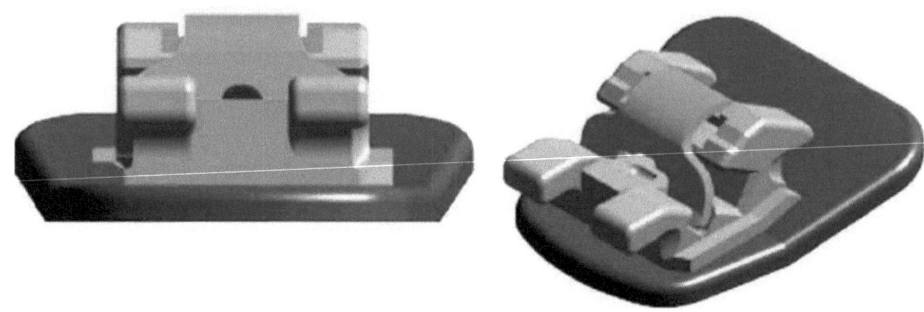

Braquetes In-Ovation-L com perfil baixo das asas e base anatomicamente corrigida para permitir o nivelamento do braquete para maior conforto do paciente.

Phantom (Gestenco International) é um bracket autoligável de cerâmica polimérica. Estes brackets são colados diretamente na boca após a preparação das superfícies linguais dos dentes, remodelando e preenchendo todas as irregularidades com compósito fluido.[84]

Num estudo que comparou os brackets 3D Forestadent e Adenta Evolution[86] verificou-se que ambos os brackets tinham algumas limitações no manuseamento. Os braquetes Adenta, por vezes, ficavam "bloqueados" e o clipe que segurava o fio não conseguia abrir devido ao material de ligação que permanecia nas margens gengivais dos braquetes. Alguns dos brackets descolaram acidentalmente, possivelmente devido à aplicação de forças de cisalhamento durante a abertura do clip do bracket. Os braquetes Forestadent também foram difíceis de manusear durante a abertura das asas que prendem o fio, e alguns dos braquetes foram acidentalmente descolados. Ambos os braquetes 3D Forestadent e Adenta Evolution são largos mesiodistalmente, e isso causou dificuldades no manuseio devido à distância reduzida entre os braquetes.

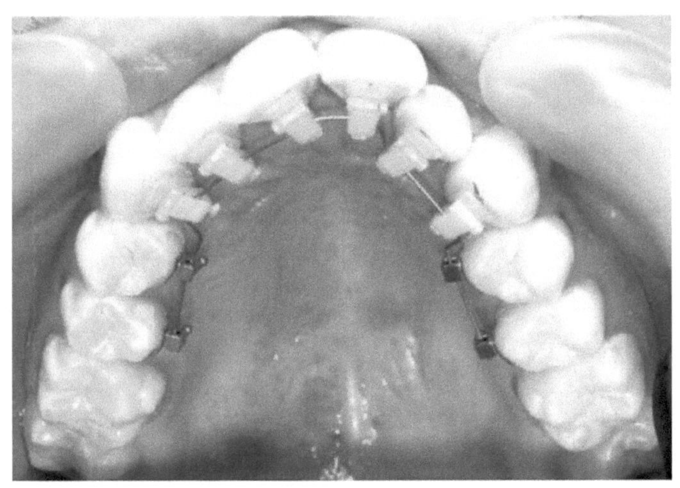

Os brackets autoligáveis Phantom de cerâmica polimérica são colados diretamente nos dentes após a preparação das superfícies linguais dos dentes, remodelando e preenchendo todas as irregularidades com compósito fluido.

CONCLUSÃO

Todos os braquetes autoligáveis, sejam eles ativos ou passivos, utilizam a quarta parede móvel do braquete para converter o slot em um tubo. Numerosos estudos demonstraram uma diminuição drástica no atrito dos braquetes autoligáveis, em comparação com os desenhos de braquetes convencionais. Esta redução no atrito pode ajudar a diminuir o tempo total de tratamento, especialmente em casos de extração, em que a translação do dente é conseguida através da mecânica de deslizamento. Vários autores indicaram que o uso de braquetes autoligáveis pode reduzir o tempo de tratamento em cerca de quatro meses e economizar um tempo significativo na troca de arcos. Estes factores contribuem para uma poupança de custos considerável.

A lesão percutânea no dedo indicador ou polegar durante a troca de fios é responsável por 57,9% de todas as lesões clínicas sofridas por ortodontistas14 , com uma incidência semelhante relatada por assistentes ortodônticos e higienistas. A autoligadura reduz o risco de tais lesões e a potencial transmissão do VHB, VHC ou HIV, tanto para o ortodontista quanto para a equipe. Também protege o paciente de lacerações dos tecidos moles e de possíveis infecções causadas pelas extremidades cortadas das ligaduras de aço. As ligaduras de elastómero não só apresentam uma rápida taxa de cárie e deformação, como também estão frequentemente associadas a uma má higiene oral. Com a eliminação das ligaduras (bem como das asas de amarração e de outros tipos de armadilhas de alimentos em alguns modelos), os aparelhos autoligáveis podem melhorar significativamente a higiene de todos os pacientes.

Os braquetes autoligáveis também podem ser superiores aos aparelhos convencionais no tratamento de pacientes com complicações, como hemofilia[14] tecido gengival inchado devido à respiração bucal persistente ou ao uso de Accutane para tratamento de acne, e tecido periodontalmente comprometido.[18]

Existem outras áreas menos óbvias de consideração fiscal. Porque as mudanças de fio com braquetes autoligados requerem instrumentação mínima, há normalmente menos instrumentos para comprar do que com braquetes convencionais. Isto significa menos ciclos de esterilização e uma redução subsequente nos custos de esterilização. Combinado com a eliminação de fio ou ligaduras elastoméricas do inventário, estas poupanças mais do que compensam a diferença de preço entre braquetes ligados e autoligados.

Além disso, a facilidade de remoção e encaixe do fio permite que os sistemas livres de ligaduras sejam classificados como ortodontia "a duas mãos", em vez da técnica "a quatro mãos" que tem sido tradicionalmente necessária, especialmente com ligaduras de aço inoxidável. Isto permite que os assistentes de consultório realizem outras tarefas essenciais, fortalecendo assim a prática e reduzindo a necessidade de pessoal adicional. Com os salários do pessoal a representarem 18-20% do rendimento bruto dos ortodontistas[87] , a poupança de custos pode ser substancial.

À medida que mais clínicas ortodônticas adotam o conceito de autoligadura, está se tornando evidente que as ligaduras de aço inoxidável e elastoméricas serão, eventualmente, tão ultrapassadas quanto as ligaduras completas são hoje. Considerando as vantagens dos braquetes autoligáveis para o clínico, a equipe e o paciente, eles podem muito bem se tornar os sistemas de aparelhos "convencionais" do século 21.

BIBLIOGRAFIA

1. Wildman, A.J.; Hice, T.L.; Lang, H.M.; Lee, I.F.; e Strauch, E.C. Jr: Round Table: O suporte Edgelok, J. Clin. Orthod. 6:613-623, 1972.

2. Harradine NWT: Braquetes autoligáveis: onde estamos agora? J Orthod 30:262-273, 2003

3. Hanson, G.H.: Entrevistas da JCO sobre o braquete SPEED, J. Clin. Orthod. 20:183-189, 1986

4. Nigel T Harradine, David J Birnie: A utilização clínica do bracket autoligável Ativa. Am J Orthod Dentofacial Orthop 1996; 109:319-28.

5. Wolfgang Heiser. Uma nova filosofia ortodôntica. J Clin Orthod 1998; 35: 44-53.

6. Dwight H. Damon. Começa com o rosto. www.Ormco.com. (com data de fevereiro de 2011)

7. Dwight H. Damon. Suporte de nova geração para uma função melhorada. www.Ormco.com.

8. Dwight H. Damon: O braquete de baixa fricção Damon: Um sistema de fio reto biologicamente compatível. J Clin Orthod 1998; 32:670-680.

9. Damon DH: Treatment of the face with biocompatible orthodontics (Tratamento da face com ortodontia biocompatível), em Graber TM, Vanarsdall RL, Vig KWL (eds): Orthodontics: Current Principles and Techniques. St Louis, Elsevier Mosby, 2005, pp 753-831.

10. Michael C. Alpern: Ganhar controlo com a auto-ligação; Semin Orthod 2008;14:73-86

11. Rolf Maijer, Dennis C. Smith: Economia de tempo com braquetes autoligáveis. J Clin Orthod 1990; 24: 29-31.

12. Pilon JGM, Kuijpers-Jagtman AM, Maltha JC: Magnitude das forças ortodônticas e taxa de movimentação dentária corporal: Um estudo experimental. Am J Orthod Dentofacial Orthop 110:16-23, 1996

13. Harradine NWT: Braquetes autoligáveis e eficiência do tratamento. Clin Orthod Res 4:220-227, 2001

14. Bagramian, R.A. e McNamara, J.A. Jr.: Aprospective survey of percutaneous injuries in orthodontists, Am. J. Orthod. 114:654-658, 1998.

15. Koenig HA, Burstone CJ: Sistemas de forças de um arco ideal - considerações sobre grandes

deflexões. Angle Orthod 59: 11-16, 1989

16. Tidy DC: Frictional forces in fixed appliances (Forças de fricção em aparelhos fixos); AJODO, 1989; 96: 249-54.

17. Khambay B, Millett D: Avaliação de métodos de ligadura de arcos na resistência de fricção. Eu J Orthod: 26; 327 - 332, 2004

18. Jeff Berger: A auto-ligadura no ano 2000. J Clin Orthod Fev 2000;34:74-81.

19. Nigel Harradine, The History and Development of Self-Ligating Brackets; Semin Orthod 2008;14:5-18.

20. John C Voudouris: Mecanismos edgewise interactivos: comparação da forma e função com brackets edgewise convencionais. Am J Orthod Dentofacial Orthop 1997; 111: 119-40.

21. Kazuo Tanne, Mamoru Sakuda, e Charles J. Burstone: Three dimensional finite element analysis for stress in the periodontal tissue by orthodontic forces. Am J Orthod Dentofacial Orthop 1987; 92:499-505.

22. James R. Bednar, Gary W. Gruendeman, James L. Sandrik: Estudo comparativo das forças de fricção. Am J Orthod Dentofacial Orthop 1991;100:513-522.

23. Janet L. Vaughan, Manville G. Duncanson, Ram S. Nanda e G. Frans Currier: Forças cinéticas relativas de atrito entre braquetes de aço inoxidável sinterizado e fios ortodônticos. Am J Orthod Dentofacial Orthop 1995;107:2027.

24. Sayeh Ehsani; Marie-Alice Mandich; Tarek H. El-Bialyc; Carlos Flores-Mir: Frictional Resistance in Self-Ligating Orthodontic Brackets and Conventionally Ligated Brackets- *A Systematic Review; (*Angle Orthod. 2009;79: 592-601.

25. Taloumis LJ, Smith TM, Hondrum SO, Lorton L. Decaimento da força e deformação de ligaduras elastoméricas ortodônticas. Am J Orthod Dentofacial Orthop 1997;111:1-11.

26. Prasanna Kumar Shivapuja, Jeff Berger: Um estudo comparativo dos sistemas de braquetes de ligadura convencional e de ligadura automática. Am J Orthod DentofacialOrthop 1994;106:472-80.

27. Charles. J. Burstone: Variable-modulus orthodontics. Am J Orthod 1981 julho 116.

28. A Thorstenson, Robert P Kusy: Comparação da resistência ao deslizamento entre diferentes braquetes autoligáveis com angulações de segunda ordem nos estados de saliva seca e húmida. Am J Orthod Dentofacial Orthop 2002; 121:472-482.

29. Glenys A Thorstenson, Robert P Kusy: Resistência ao deslizamento de braquetes autoligáveis versus braquetes duplos de aço inoxidável convencionais com angulações de segunda ordem nos estados seco e húmido (saliva). Am J Orthod Dentofacial Orthop 2001; 120:361-370.

30. L Pizzoni, G Ravnholt e B Melsen: Forças de fricção relacionadas com braquetes seifligantes. Eur J Orthod 1998; 20: 283-291.

31. Susan Thomas, Martyn Sherriff e David Birnie. A. Estudo comparativo in vitro das caraterísticas de fricção de dois tipos de braquetes autoligáveis e de dois tipos de braquetes pré-ajustados edgewise amarrados com ligadura elastomérica. Eur J Orthod 1998; 20: 589- 596.

32. G E Readward, S P Jones, E H Davies: A comparison of self-ligating and convenLional orthodontic bracket systems. Br J Orthod 1997; 24:309-3 17.

33. Jeffrey L Berger, Windsor: A influência do desenho autoligado do braquete SPEED nos níveis de força na movimentação dentária. Am J Orthod Dentofacial Orthop 1990;97:219 28.

34. Rupali Kapur, Pramod K Sinha, Ram S Nanda: Resistência ao atrito do braquete Damon SL. J Clin Orthod 1998; 32: 485-489.

35. Brian P. Loftus, Jon Artun, Jack I. Nicholls, Todd A. Alonzo e Julie A. Stoner. Avaliação do atrito durante o movimento deslizante do dente em várias combinações de braquetes e fios. Am J Orthod Dentofacial Othop 1999; 116: 336-345.

36. Dieter Drcscher, Christoph Bourauel e Hans-Albert Schumacher: Forças de fricção entre o braquete e o fio do arco. Am J Orthod Dentofacial Othop 1989;96:397- 404.

37. Charles A. Frank e Robert J. Nikolai: A comparative study of frictional resistances between orthodontic bracket and arch wire. Am J Orthod 1980 Dec 593609.

38. AP Sims, NE Waters e D.J Birnie: Uma comparação das forças necessárias para produzir movimento dentário ex vivo através de três tipos de braquetes pré-ajustados quando submetidos a

determinados valores de ponta ou torque. Br J Orthod 1994, Vol 21, 367-373.

39. Vittorio C, Maria S., Andrea R., Andrea S., Catherine K. Ferdinando A.: Avaliação do atrito do aço inoxidável e dos brackets autoligáveis estéticos em várias combinações bracket-archwire. Am J Orthod Dentofacial Othop 2003; 124:395- 402.

40. Chin-Liang Yeh, Kusnoto, G Viana, C A. Evans, J L Drummonde; Avaliação in vitro da resistência à fricção entre brackets com desenhos de ligação passiva; Am J Orthod Dentofacial Orthop 2007;131:704.e11-704.e22

41. Lorenzo F., Tiziano B., Ersilia B.: Forças libertadas durante a mecânica de deslizamento com brackets autoligáveis passivos ou ligaduras elastoméricas não convencionais; Am J Orthod Dentofacial Orthop 2008;133: 87-90.

42. Nikolaos P, Theodore E, Samira P, Christoph B.: Forças exercidas por brackets convencionais e autoligáveis durante correcções simuladas de primeira e segunda ordem; Am J Orthod Dentofacial Orthop 2008;133: 738-42.

43. Tae-Kyung Kim, Ki-Dal Kim, Seung-Hak Baek: Comparação das forças de fricção durante a fase de nivelamento inicial em várias combinações de braquetes autoligáveis e arcos com um sistema tipodôntico personalizado: Am J Orthod Dentofacial Orthop 2008;133:187.e15-187.e24.

44. Sayeh Ehsani; Marie-Alice Mandich; Tarek H. El-Bialyc; Carlos Flores-Mir: Frictional Resistance in Self-Ligating Orthodontic Brackets and Conventionally Ligated Brackets- *A Systematic Review; (*Angle Orthod. 2009;79: 592-601.

4 5.. Edward Mah, Michael Bagby, Peter Ngan e Mark Durkee. Investigação da resistência friccional em braquetes ortodônticos quando submetidos a momentos variáveis. Am J Orthod Dentofacial Othop 2003;Jan: Abs.100.

46. GAC. Aparelhos autoligáveis.www.gacintl.com.(2009)

47. G Herbert Hanson: O slot auxiliar do braquete SPEED. J Clin Orthod 1999;33:318- 321.

48. Janet L. Vaughan, Manville G. Duncanson, Ram S. Nanda e G. Frans Currier: Forças cinéticas relativas de atrito entre braquetes de aço inoxidável sinterizado e fios ortodônticos. Am J Orthod

Dentofacial Orthop 1995;107:2027.

49. Hans Albert Schumacher, Christoph Bouraue, Dieter Drescher: The influence of bracket design on frictional losses in the bracket/archwire system. Journal of oro facial orthopedics.

50. Jeff Berger, Friedrich K. Byloff: A eficiência clínica dos braquetes auto-ligados. J Clin Orthod 2001; 35: 304-3 10.

51. A}Stolzenberg, J.: O acessório Russell e as suas vantagens melhoradas, Int. J. Orthod. Dent. Child. 21:837-840, 1935.

B} Stolzenberg, J.: The efficiency of the Russell attachment, Am. J. Orthod. Oral Surg. 32:572-582, 1946.

52. G Herbert Hanson: O slot auxiliar do braquete SPEED. J Clin Orthod 1999;33:318- 321.

53. Jeffrey L Berger, Windsor: A influência do desenho autoligado do braquete SPEED nos níveis de força na movimentação dentária. Am J Orthod Dentofacial Orthop 1990;97:219 28.

54. Jeffrey L Berger: Substituição do grampo de mola no aparelho SPEED. J Clin Orthod 1994; 28: 583-586.

55. Nigel T Harradine, David J Birnie: A utilização clínica do bracket autoligado Ativa. Am J Orthod Dentofacial Orthop 1996; 109:319-28.

56. John C Voudouris: Sete princípios clínicos dos mecanismos gémeos interactivos. J Clin Orthod 1997;31:55-65.

57. G E Readward, S P Jones, E H Davies: A comparison of self-ligating and convenLional orthodontic bracket systems. Br J Orthod 1997; 24:309-3 17.

58. Jeff Berger, Friedrich K. Byloff: A eficiência clínica dos braquetes auto-ligados. J Clin Orthod 2001; 35: 304-3 10.

59. Aldo Macchi, Angelo Tagliabue, Luca Levrini, Giorgio Trezzi: Braquetes linguais autoligáveis Philippe. J C Orthod 2002; 36:42-45.

60. Max Hal Ashish Dhopatkar e Peter Rock: O efeito do método de ligação no atrito em mecânica de deslizamento. Am J Orthod Dentofacial Orthop 2003; 123: 416- 422.

61. Redlich M, Mayer Y, Harari D e Lewinstein I: Estudo in vitro das forças de fricção durante a mecânica de deslizamento de braquetes de "fricção reduzida". Am J Orthod .Dentofacial Orthop 2003; 124(1): 69-73.

62. Turnbull NR e Birnie DJ: Eficiência de tratamento de braquetes convencionais Vs autoligáveis: Effects of archwire size and material; Am J Orthod Dentofacial Orthop 2007;131: 395-99

63. **Hamilton** R., Goonewardene, M.S. e Murray, K.,. Comparação entre **braquetes auto-ligáveis** activos **e** braquetes convencionais pré-ajustados. **Australian Orthodontic Journal; 2008; 24**, 2, pp. 102-109

64. P Scott, T. DiBiase, M Sherriff, M T.Cobourne Eficiência de alinhamento dos sistemas de braquetes ortodônticos autoligáveis Damon3 e convencionais: Um ensaio clínico aleatório Am J Orthod Dentofacial Orthop 2008;134: 470.e1-470.e8

65. Pellegrini P, Sauerwein R, Finlayson T, McLeod J, Covell D, Maier T, et al. Retenção de placa por brackets ortodônticos autoligáveis vs elastoméricos: comparação quantitativa de bactérias orais e deteção com bioluminescência impulsionada por adenosina trifosfato. Am J Orthod Dentofacial Orthop 2009;135:426.e1-9.

66. Fleming PS e Johal A. Braquetes autoligáveis em ortodontia. Angle Orthod 2010; 80(3): 575-584

67. Jeffrey L. Berger: O sistema SPEED: Uma visão geral do aparelho e do desempenho clínico; Semin Orthod 2008;14: 54-63.

68. Jeffrey L Berger, Windsor: O aparelho SPEED. Am J Orthod Dentofacial Orthop 1994; 105:217-23.

69. Hanson GH: grampos de mola superelásticos de níquel titânio para o aparelho SPEED. J Clin Orthod 36:520-523, 2002.

70. G Herbert Hanson: O sistema SPEED. Am J Orthod 1980 Sep 243-265.

71. Berger JL: Ganchos de arco para o sistema SPEED. J Clin Orthod 31:354-357, 1997.

72. Berger, J.L.; Byloff, F.; e Waram, T.: Supercable e o sistema SPEED, J. Clin. Orthod. 32:246-253, 1998.

72. Blake M, Garvey MT: Utilização do supercabo SPEED com mecânica seccional. J Clin Orthod 32:227-229, 1998.

73. David Birnie: O sistema de aparelhos autoligáveis passivos Damon; Semin Orthod 2008;14:19-35.

74. Dwight H. Damon: O braquete de baixa fricção Damon: Um sistema de fio reto biologicamente compatível. J Clin Orthod 1998; 32:670-680.

75. Michael C. Alpern: Ganhar controlo com a auto-ligação; Semin Orthod 2008;14:73-86.

76. Thorstenson GA: Estudo de fricção dos braquetes autoligáveis SmartClip. Orthod Perspect 12:8-11, 2005

77. Trevisi e Bergstrand: O sistema de aparelhos autoligáveis SmartClip; Semin Orthod 2008;14:87-100.

78. www.3munitek.com

79. John R. Valant: Time: um sistema de braquetes interactivos autoligáveis; Semin Orthod 2008;14:46-53.

80. Neumann G, Holtgrave E: Braquetes autoligáveis em ortodontia lingual. J Ling Orthod 1:1912, 1999.

81. Park J-H, Lee Y-K, Lim B-S, et al: Forças de fricção entre braquetes linguais e arcos, medidas por um aparelho de teste de fricção. Angle Orthod 74:816-824, 2004.

82. Alexander, C.M.; Alexander, R.G.; Gorman, J.C.; Hilgers, J.J.; Kurz, C.; Scholz, R.P.; e Smith, J.R.: Lingual orthodontics: A status report, J. Clin. Orthod. 16:255262, 1982

83. Geron S: Tratamento de classe II sem extração com brackets linguais autoligáveis. 2005;3(1). Disponível em: http://www.lingualnews.com(ago-2008)

84. Silvia Geron; Self-Ligating Brackets in Lingual Orthodontics; Semin Orthod 2008;14:64-72.

85. Geron S: O gabarito de braquete lingual. J Clin Orthod 33:457- 463, 1999.

86. Sattler N, Hahn W: Braquetes autoligáveis versus braquetes convencionais. J Ling Orthod 2:67-70, 2002.

87. White C,: Win-win staff compensation, J. Clin. Orthod, 29; 577-578,1995.

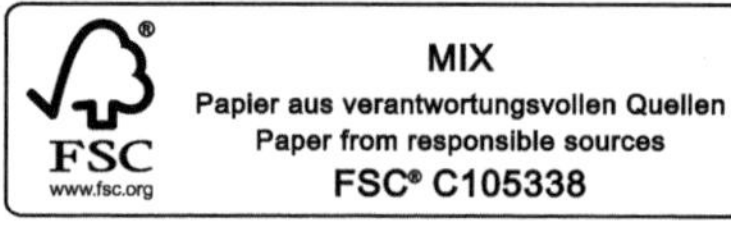

Printed by Books on Demand GmbH, Norderstedt / Germany